Wie Flugangst verfliegt

param

Birgit Friedrich

# Wie Flugangst *verfliegt*

*Praktische Anleitung von einer erfahrenen
Chefstewardess und Therapeutin*

param

Bibliografische Information Der Deutschen Bibliothek

Die Deutsche Bibliothek verzeichnet diese Publikation
in der Deutschen Nationalbibliografie;
detaillierte bibliografische Daten sind im Internet über
http://dnb.ddb.de abrufbar.

*für Jürgen*

**Hinweis** Die Beschreibungen in diesem Buch sind notwendig allgemeiner Art. Weil Menschen individuell erleben, schlussfolgern, reagieren und urteilen, kann bei schriftlich gegebenen Anweisungen nur begrenzt die jeweilige Wirkung abgeschätzt werden. Alle Hinweise und vorgeschlagenen Verfahren richten sich an gesunde Erwachsene. Wenn Sie unsicher sind, lassen Sie sich bitte fachlich beraten. Verlag und Autorin schließen jegliche Haftungung aus, die aus einer Anwendung der hier beschriebenen Methoden abgeleitet werden soll.

Copyright © 2010 by Param Verlag, Ahlerstedt
Umschlaggestaltung unter Verwendung eines Fotos von *fotolia*

Alle Rechte vorbehalten

*Gestaltung* ComGraphiX, Ahlerstedt
*Gesamtherstellung* Steinmeier, Deiningen
ISBN 978-3-88755-**277**-0

www.param-verlag.de

# Inhalt

Ein Buch über Flugangst? . . . . . . . . . . . . . . . . . . . . . 7
Menschen mit Flugangst . . . . . . . . . . . . . . . . . . . . 12
Ausprägungen von Flugangst . . . . . . . . . . . . . . . . 14
Angst oder Phobie . . . . . . . . . . . . . . . . . . . . . . . . . 17
Konditionierung . . . . . . . . . . . . . . . . . . . . . . . . . . . 25
Fallbeispiel Schlangestehen . . . . . . . . . . . . . . . . . 29
Formen von Angst . . . . . . . . . . . . . . . . . . . . . . . . . 32
Körperliche Symptome . . . . . . . . . . . . . . . . . . . . . 36
   *Stressreaktion* . . . . . . . . . . . . . . . . . . . . . . . . . *36*
   *Hyperventilation* . . . . . . . . . . . . . . . . . . . . . . . *39*
   *Weitere Tipps* . . . . . . . . . . . . . . . . . . . . . . . . . *40*
Fallbeispiel Kaufhaus . . . . . . . . . . . . . . . . . . . . . . 42
Kleines ABC der Angst . . . . . . . . . . . . . . . . . . . . . 45
Mögliche Sorgen . . . . . . . . . . . . . . . . . . . . . . . . . . 51
Fallbeispiel Gesellenprüfung . . . . . . . . . . . . . . . . 53
Neun Fragen gegen Angst . . . . . . . . . . . . . . . . . . 55
Fallbeispiel Turbulenzen . . . . . . . . . . . . . . . . . . . . 58
Heilhypnose . . . . . . . . . . . . . . . . . . . . . . . . . . . . . . 61
Selbsthypnose . . . . . . . . . . . . . . . . . . . . . . . . . . . . 65
   *Allgemeine Hinweise* . . . . . . . . . . . . . . . . . . . . *66*
   *Trance-Induktion* . . . . . . . . . . . . . . . . . . . . . . *67*
   *Trance-Beendigung* . . . . . . . . . . . . . . . . . . . . *69*
   *Angstliste* . . . . . . . . . . . . . . . . . . . . . . . . . . . . *70*
   *Vorbereiten des Ankers* . . . . . . . . . . . . . . . . . *72*
   *Kombination des Ankers mit der Selbsthypnose* . . . . *74*
Fallbeispiel Fahrstuhl . . . . . . . . . . . . . . . . . . . . . . 76
Die Angstliste abarbeiten . . . . . . . . . . . . . . . . . . . 79
Anker im Alltag . . . . . . . . . . . . . . . . . . . . . . . . . . . 81

| | |
|---|---|
| Kurze Trance-Induktion | 82 |
| Fallbeispiel Restangst | 85 |
| Mit der Angst sprechen | 87 |
| Autosuggestion | 89 |
| Progressive Muskelentspannung | 95 |
| Visualisierung | 100 |
| Fallbeispiel Kontrolle | 102 |
| Fallbeispiel Vertrauen | 105 |
| Fallbeispiel Schuldgefühl | 107 |
| Anhang | 109 |
| *Praktische Tipps* | *109* |
| *Bordlexikon* | *113* |
| *kognitiver Fragebogen* | *124* |
| *Glossar* | *126* |

# Ein Buch über Flugangst?

Studien haben ergeben, dass etwa jeder Dritte unter Flugangst leidet. Manche Menschen weigern sich strikt, ein Flugzeug überhaupt zu betreten, andere stehen einen Flug irgendwie durch, oft unter Todesangst, und greifen zu Medikamenten oder Alkohol.

Wahrscheinlich haben Sie dieses Buch nicht ohne Grund in die Hand genommen. Vermutlich hat Sie der Titel angesprochen. Steht der nächste Urlaub ins Haus? Ist die nächste Geschäftsreise schon gebucht? Vielleicht beschleicht Sie ›nur‹ ein mulmiges Gefühl bei diesem Gedanken, vielleicht gehören Sie aber auch zu der großen Gruppe Menschen, die unter Flugangst *leidet*.

Dieses Buch informiert Sie über Hintergründe und Zusammenhänge und vor allem darüber, was Sie ganz praktisch gegen Ihre Flugangst unternehmen können. Wenn Sie es aber nur einfach durchlesen, wird es nicht mehr als eine nette Unterhaltung sein. Dieses Buch ist ein Arbeitsmittel. Nur wenn Sie die Übungen auch wirklich machen, kann es Ihnen helfen. Sie bekommen eine Gebrauchsanweisung, wie

Sie Ihre Flugangst verstehen und besiegen können. Wenn Sie also in kürze völlig entspannt in ein Flugzeug steigen, ist dieser Erfolg nicht vom Himmel gefallen, sondern Ihr persönliches Verdienst, das Ergebnis Ihrer Arbeit mit diesem Buch.

In meiner Praxis setze ich bei der Behandlung von Flugangst Hypnose und Gespräche ein. Das ist im Rahmen eines Buches natürlich nicht möglich. Deshalb habe ich hier neben ganz praktischen Tipps und Tricks Methoden zusammengestellt, die Sie für sich allein anwenden können. Das macht Sie unabhängig.

Niemand muss sich mit Flugangst abfinden. Man kann sehr wohl etwas dagegen tun. Dieses Buch hilft Ihnen, den Ursachen auf den Grund zu gehen und sich dabei selbst ein bisschen besser kennen zu lernen. Damit Sie sich besser kennen lernen können, ist es manchmal notwendig, die Wissenschaft zu bemühen. Diese theoretischen Abhandlungen habe ich aber allgemein verständlich und für jeden nachvollziehbar gehalten.

Bitte seien Sie darauf vorbereitet, dass theoretische Erklärungen, bei denen etwas in Ihnen anklingt, Empörung auslösen können. Um die Flugangst zu verstehen, müssen wir sie als »seelisches oder psychisches Problem« anerkennen, denn es sind seelische Vorgänge, die körperliche Erscheinungen wie Herzklopfen, feuchte Hände etc. auslösen. Ich kann hören, wie Ihre innere Stimme jetzt schon abwehrt:

»Ich doch nicht«; oder: »Ja, ja, aber auf mich trifft das doch nicht zu.«

Es liegt in unserer Natur, dass wir die Dinge beim Namen nennen wollen, um sie zu begreifen. Wir wollen für unangenehme Erscheinungen eine konkrete (körperliche) Diagnose haben. Wir möchten gerne hören: »Sie können nichts dafür. Nehmen Sie diese Tabletten, dann wird es Ihnen bald wieder gut gehen.« Niemand hört gern: »Organisch ist bei Ihnen alles in Ordnung. Das ist psychisch bedingt, Sie haben nichts Organisches.« – »Ich soll was Psychisches haben? Ich bin doch nicht verrückt!«

Sowie das Wort »psychisch« fällt, gehen bei uns noch immer die Alarmlampen an, weil wir an ›Irren‹-Anstalten, Patienten in Zwangsjacken und Elektroschocks denken. Die meisten Menschen kümmern sich ausgiebig um ihren Körper, doch mit der Seele oder Psyche haben viele wenig im Sinn. Dabei ist es augenscheinlich. Schon in der Antike wusste man: »Ein gesunder Geist bedingt einen gesunden Körper.« Körper und Seele sind im Einklang. Wenn der Körper gestört, also krank ist, reagiert die Seele und wir fühlen uns elend. Und umgekehrt ist es ganz genau so. Wenn wir seelisch belastet sind, zum Beispiel durch Stress, zeigen sich körperliche Reaktionen, die im Extremfall zum Tod führen können. In der Medizin heißt das psychosomatisch, von der Psyche ausgelöste körperliche Störungen. Mit »verrückt«, also psychischer Erkrankung hat das nicht das Geringste zu tun.

Hat sich jemand ein Bein gebrochen, trägt er einen Gips und geht an Krücken. »Ah, er hat sich das Bein gebrochen.« Der Gips stellt das Bein ruhig, der Knochen wächst zusammen, in vier Wochen ist alles wieder in Ordnung. Ein Beinbruch ist leicht zu erkennen und der Zustand des Betroffenen deshalb auch einfach nachzuvollziehen. Ein psychisches Problem wie beispielsweise Angst ist hingegen nicht so leicht nachzuvollziehen. Die Angst spielt sich in der Seele ab und wird nur indirekt im Verhalten des Betroffenen sichtbar. Das kann leicht falsch verstanden oder übersehen werden. Ein Gipsbein ist eindeutig. Jeder nimmt auf einen Menschen mit Gipsbein Rücksicht. Menschen mit Angst werden wegen ihres ›komischen‹ Verhaltens schnell abgelehnt und ausgelacht. Und wenn jemand den Mut hat und seine Angst ausdrückt, wird er oft nicht ernstgenommen: »Das ist doch nicht so schlimm«; oder: »Stell dich nicht so an.« Solche pauschalen Sätze sind zwar aufmunternd gemeint, sind es aber nicht. Sie drücken viel mehr die Hilflosigkeit der Anderen aus, die nicht wissen, wie sie mit dem Ängstlichen umgehen sollen.

Mit einem gebrochenen Bein machen wir es uns in bestimmter Hinsicht einfach. Wir übergeben die Verantwortung an den Arzt. Der rückt den Knochen zurecht und gipst das Bein ein. Wir können uns zurücklehnen und als armes Opfer bedauern und betüddeln lassen. Bei psychisch bedingten oder seelischen Problemen geht das nicht so einfach. Wir können uns zwar professionelle Hilfe holen, aber tun müssen wir selbst etwas. Wir müssen etwas einsehen, also ehrlich mit uns selbst sein, und wir müssen Eigenarten, Einstellungen und Verhaltensweisen konkret ändern. Das tun die meisten gar nicht gern. Wir wollen viel lieber, dass alles so bleibt, wie es ist. Viele nehmen sogar unangenehme Situationen hin, nur damit sich nichts ändert, sie nichts ändern müssen.

Wenn wir unsere Denk- und Verhaltensweisen ändern, dann bleibt das nicht ohne Folgen, sondern führt direkt zu Veränderungen in unserem Lebensumfeld. Wenn jemand unter Angst leidet und daran arbeitet, kann er die Denkweisen erlösen, auf denen die Angst beruht. Das ist ja auch sein Ziel. Wenn er die Angst hinter sich gelassen hat, verhält er sich aber auch anders. Die Menschen in seiner Umgebung, die ihn als ängstlich kennen, können irritiert sein und unerwünscht reagieren. Die Beziehungen zu den Mitmenschen verändern sich und damit kommen manche vielleicht nicht zurecht. Den Angsthasen fanden sie gut, weil sie ihn einschätzen und manipulieren konnten. Wenn das nicht mehr funktioniert, sind sie unzufrieden und bekommen vielleicht ihrerseits Angst.

## *Menschen mit Flugangst*

Seit mehr als zwanzig Jahren bin ich Flugbegleiterin. Heute fliege ich noch immer in Teilzeitbeschäftigung und habe außerdem eine Praxis, in der ich Menschen mit Flugangst behandele. Fliegen hat für mich selbst nach einer so langen Zeit noch immer etwas Faszinierendes. Das Flugzeug ist das schnellste Massenverkehrsmittel, das wir derzeit haben. In wenigen Stunden können wir weit entfernte Orte erreichen und in ein anderes Klima und eine andere Kultur eintauchen. Und – Sie werden es vielleicht nicht glauben wollen – das Flugzeug ist nach der Unfallstatistik nach wie vor das sicherste Verkehrsmittel.

Durch meine Tätigkeit als Flugbegleiterin habe ich viele Menschen kennen gelernt, die unter Flugangst leiden. Ich habe mich oft gefragt, wie man ihnen helfen könnte, und habe schließlich ein Studium der angewandten Psychologie an einer Heilpraktikerschule absolviert. Nach etlichen Weiterbildungen unter anderem in Heilhypnose habe ich mich dann mit meiner Praxis selbständig gemacht.

Viele Menschen, die zu mir kommen, haben ihre Flugangst lange Zeit mehr oder weniger erfolgreich verdrängt. Doch irgendwann entsteht der Wunsch, zu einem entfernten Ort zu reisen, oder der Beruf erfordert einen Flug. Oft höre ich auch: »Es war wie ein Impuls. Ich wußte, jetzt ist der richtige Zeitpunkt, etwas zu unternehmen.« Fliegen muss ja nicht unbedingt Ihr neues Hobby werden, doch die Angst vor dem Fliegen sollten Sie hinter sich lassen können. Nach einer erfolgreichen Behandlung höre ich manchmal: »Warum habe ich nur so lange damit gewartet. Was habe ich alles verpasst. Nun habe ich viel nachzuholen.«

Das Vertrackte an der Flugangst ist, dass sie das Leben einschränkt. Wer unter Höhenangst leidet, muss nicht unbedingt auf einen hohen Turm steigen. Aber auf das Fliegen zu verzichten, schränkt die Beweglichkeit doch schon sehr ein. Bei der Flugangst kommt noch hinzu, dass sich der Betroffene der Situation ausgeliefert fühlt. Wer unter Höhenangst leidet, kann schnell wieder vom Turm hinabsteigen. Wer aber Flugangst hat, kann nicht während des Fluges sagen: »Bitte anhalten. Ich will aussteigen.«

Flugangst ist eine Aufforderung, an sich zu arbeiten, denn Ängste sind auch eine Chance, etwas zu verändern, zu lernen, eine Chance, Glaubenssätze zu überprüfen und zu modifizieren. Dieses Buch kann eine nötige Therapie nicht ersetzen, aber es soll aufrütteln, zum Nachdenken anregen und zeigen, dass Sie sich nicht damit abfinden müssen, am Boden zu bleiben. Sie können selbst etwas tun.

## Ausprägungen von Flugangst

Betrachten wir die Flugangst zunächst mit etwas distanziertem Blick, können wir gewisse Grade der Ausprägung unterscheiden. Der unterste Grad entspricht einem mulmigen Gefühl, der oberste einer ausgewachsenen Aviophobie.

Wenn wir einer neuen, ungewohnten Situation ausgesetzt sind, haben wir ein mulmiges Gefühl. Das ist ganz normal und daran ist auch nichts auszusetzen. Kleine Kinder haben gewöhnlich Angst vor Gewittern. Wenn sie aber die Zusammenhänge verstehen und einige Gewitter erlebt haben, lernen sie, die Situation zu beherrschen.

Ähnlich ist es beim Fliegen. Das Unbekannte, die fremde Umgebung, die unverständliche Technik erzeugen eine Unsicherheit, die sich in entsprechenden Empfindungen niederschlägt. Die ungewohnte Situation am Flughafen, die Geräusche, die vielen fremden Menschen, die Erwartungen – all das trägt dazu bei, dass wir in einer gewissen Ausnahmesituation sind. Deshalb werden wir uns in diesem Buch auch mit den Umständen des Fliegens vertraut machen.

Wer nur ein mulmiges Gefühl hat, wird dennoch in die Maschine steigen. Und wenn er ein paar Mal geflogen ist, wird es zur Normalität. Vielleicht bleibt ein gewisses Kribbeln zurück, so wie wir bei Gewitter auch dann noch aufhorchen, wenn wir die kindliche Angst längst überwunden haben. Das Fliegen ist bei dieser Ausprägung also kein wirkliches Problem.

Teilweise basiert Flugangst auf Vorurteilen, Hörensagen oder auf Erinnerungen an unschöne Flugsituationen. Typische Kabinengespräche sind: »Mein Schwager ist neulich geflogen und der Pilot hat eine harte Landung hingelegt. Die haben da nur Anfänger.« – »Im Anflug auf New York mussten wir endlose Warteschleifen fliegen. Ich habe geglaubt, der Sprit geht uns aus.«

Die Betroffenen fliegen zwar, aber immer mit einem zumindest latenten Gefühl des Unbehagens oder der Angst. Sie beobachten und analysieren Verhalten und Mimik der Flugbegleiter und Ansagen aus dem Cockpit ganz genau: »Die verschweigen uns etwas. Da stimmt was nicht.«

Subjektiv als gefährlich eingestufte Flugerlebnisse führen zu einer deutlich stärkeren Angst. Wenn ein Passagier auf einem Flug stundenlang Turbulenzen ausgesetzt ist, hinterlässt das unangenehme Erinnerungen, die Vermeidungsreaktionen auslösen können. Wenn die aerodynamischen Vorgänge von Turbulenzen nicht verstanden werden und wie ein Flugzeug damit fertig wird, kann diese Ungewissheit eine Angstreaktion auslösen. »Es ging hoch und runter, von rechts nach links und umgekehrt. Mir war so schlecht, dass ich mich übergeben musste. So was kann doch ein Flugzeug nicht aushalten. Ich hatte große Angst, dass ich den Flug nicht überlebe. Ich denke mit Grausen daran zurück. Ich steige nie wieder in ein Flugzeug.«

Bei manchen Menschen ist die Angst so groß, dass sich pathologische (krankhafte) Reaktionen zeigen. Die Betroffenen fliegen zwar, halten die Situation aber nur mit Tabletten oder unter hohem Alkoholkonsum durch. Schon Tage und Nächte vor dem Flug kreisen Ihre Gedanken nur darum. Sie können nicht schlafen und sind wahre Nervenbündel. Bei Urlaubsreisen heißt das, die letzten Urlaubstage sind verloren, an Erholung ist einige Tage vor dem Rückflug nicht mehr zu denken. Während des Fluges essen und trinken sie nichts. Sie krallen sich in ihre Armlehnen oder halten sich am Nachbarn fest. Sie sind schweißgebadet und zittrig. Manche sind überhaupt nicht ansprechbar oder weinen sogar. Nach dem Flug sind sie völlig erschöpft. Sie brauchen mehrere Tage, um sich von dem Flug zu erholen. »Es ist, als ob ich einen Marathonlauf hinter mir habe«, formulierte es eine Klientin treffend.

Die pathologische Form der Flugangst ist genau genommen keine gewöhnliche Angst, sondern eine Phobie. Ihre Fachbezeichnung ist Aviophobie. Eine Phobie oder phobische Haltung bezieht sich auf eine bestimmte Situation oder auf ein bestimmtes Objekt. Die damit verbundenen Befürchtungen sind unrealistisch und entbehren jeder Grundlage. Eine Phobie kann nicht durch Vernunft erklärt werden. Durch Vermeidung der Angst auslösenden Situation wird der Betroffene in seinem Lebensalltag mehr und mehr eingeschränkt. Seine Lebensqualität leidet. Vielen Betroffenen ist ihre phobische Haltung peinlich, aber sie sind nicht in der Lage, ihr Verhalten zu ändern. Ein Phobiker wird ein Flugzeug gar nicht erst besteigen. Schon der Anblick des Flughafens oder eines Flugzeuges löst Angst und Panik aus.

## *Angst oder Phobie*

Angst ist ein alltägliches Phänomen, das jeder kennt. Sie gehört zum Leben dazu und erfüllt in bestimmten Bereichen eine wichtige Funktion. Eine krankhafte Angst (Phobie) dagegen beeinträchtigt das Leben. Der Betroffene fühlt sich ihr ausgeliefert. Ich will es an einem Beispiel verdeutlichen. Nehmen wir jemanden, der an Arachnophobie (Spinnenphobie) leidet. Schon die schwarz-weiße Fotokopie eines Bildes einer Spinne löst bei ihm Panikattacken aus:

Herzrasen, schweißnasse Hände, Zittern, trockener Mund und so weiter. Ein Blick auf das Bild ist ihm unerträglich. Noch schlimmer wird es bei einer lebenden Spinne. Vernünftige Argumente wie: »Guck doch mal, die ist doch so klein und du so groß«, oder: »Überleg doch mal, was die eine Angst vor dir haben muss«, erreichen den Phobiker nicht. *Es ist ihm egal,* wie groß oder klein die Spinne ist. Er wird zurückweichen und voller Angst schreien: »Mach sie weg!«, oder: »Mach sie tot!«

Ein Phobiker *weiß,* dass seine Panik völlig unrealistisch ist, aber er kann sein Verhalten nicht kontrollieren. Er weiß auch, dass er damit auf Unverständnis stößt, aber an seiner Angstreaktion ändert das nichts. Der Phobiker kann die Situation nicht beherrschen, er kann ihr nur aus dem Wege zu gehen versuchen. Ein Gang in den Keller wird vom Arachnophobiker vermieden, der Aufenthalt in Garten oder Wald ist ihm nur bedingt oder gar nicht möglich. Im Extremfall verlässt der Betroffene sein Haus gar nicht mehr.

Familienangehörige, Freunde und Mitmenschen verstehen den Phobiker nicht. Sie finden seine Ängste lächerlich, können seine überzogenen Reaktionen nicht nachvollziehen. Oft wird der Phobiker sogar geärgert. Man macht sich über ihn lustig oder setzt ihn »zum Spaß« oder aus »therapeutischen Gründen« der phobischen Situation aus. Dies ist ein Ausdruck von Hilflosigkeit und auch der Versuch, das Unbegreifliche irgendwie zu verarbeiten. Doch dem Phobiker hilft das nicht im geringsten. Ganz im Gegenteil.

Liebe Mitmenschen, liebe Angehörige, Freunde und Bekannte eines Phobikers, bitte nehmen sie die Ängste ernst. Der Phobiker kann nicht anders. Denken sie an das Gipsbein. Über jemandem mit einem Gipsbein würden sie auch keine Späße machen, weil er humpelt, oder ihm ein Bein stellen. Sie würden ihm auch nicht vorhalten, er solle sich nicht so anstellen und vernünftig laufen.

Vielleicht verstehen Sie jetzt, warum ein Flugphobiker niemals ein Flugzeug betreten wird. Ein Spinnenphobiker kann sich vielleicht zwingen, einen Raum zu betreten, in dem eine Spinne ist, denn wenn er den Druck nicht mehr aushält, kann er aus dem Zimmer rennen und die Tür hinter sich zuschlagen. Ein Flugphobiker hat diese Option nicht. Wenn die Kabinentür erst einmal geschlossen und das Flugzeug gestartet ist, *sitzt er in der Falle.*

Eine Phobie verhindert jeglichen *realen* Bezug zur Angst. Schon die Möglichkeit, das Angst auslösende Objekt (Spinne) *könnte* auftauchen oder die Angst auslösende Situation (Flug) *könnte* entstehen, löst die Vermeidungsreaktion (Abwehr, Flucht) aus. Die direkte Konfrontation wird vermieden. Der Phobiker stellt sich vor, wie die Angst sein wird, und allein dadurch treten schon die körperlichen Symptome auf. Ein Phobiker wird sich niemals freiwillig in eine Angst auslösende Situation begeben.

Kennzeichen einer Phobie sind auch völlig unrealistische Gedanken. Wer eine Phobie hinsichtlich des Überquerens von Autobahnbrücken hat, denkt: Die Höhe der Brücke wird mich in die Tiefe zerren. Ich werde über die Brüstung klettern und in die Tiefe stürzen. Der Phobiker meint, die Gedanken würden ihn beherrschen und nicht umgekehrt. Dabei ist ihm durchaus bewusst, dass dieser Gedanke jeglicher Realität entbehrt, aber er kann nichts dagegen tun.

*Wirklichen* Phobikern wird dieses Buch nur bedingt helfen, weil die Ursachen tiefer liegen, als hier betrachtet werden kann. Wenn Sie betroffen sind, lege ich Ihnen sehr ans Herz, sich professionelle Hilfe zu suchen. Auch eine Phobie kann erfolgreich behandelt werden. Es gibt verschiedene Methoden, die gute Erfolge erzielen. Zu erwähnen wären vor allem die Verhaltenstherapie, insbesondere die kognitive Verhaltenstherapie, oder eine systematische Desensibilisierung. Auch die Heilhypnose hat sich inzwischen vielfach bewährt. Es gibt aber noch viele andere Methoden. Lassen Sie sich individuell beraten, welcher Weg für Sie der beste ist. Sicher ist es für einen Phobiker schwer, sich in einer Therapie bewusst seinen Ängsten zu stellen, und es gehört viel Mut dazu, den ersten Schritt zu tun. Doch bitte, finden Sie sich nicht damit ab, dass Ihr Leben dermaßen eingeschränkt ist.

Von allen meinen bisherigen Klienten hatte keiner eine plausible Erklärung, wie es zu seiner Flugangst gekommen ist. Plausibel heißt für mich, dass jemand eine entsprechende konkrete Erfahrung gemacht hat, also abgestürzt ist oder tatsächlich dem Tod nahe war, beispielsweise durch Brand oder Motorschaden, einen terroristischen Hintergrund oder eine Entführung. Plausibel heißt nicht, dass Unbeteiligte sagen, sie hätten in einer solchen Situation auch Angst empfunden. Befragt man nach einem Banküberfall mit Geiselnahme die Opfer, werden sie bestätigen, dass sie Angst gehabt haben. Das sind für mich *plausible* Gründe, sich beim Betreten einer Bank unwohl zu fühlen. Unbeteiligte werden gewiss bestätigen, dass sie auch Angst empfunden hätten, was sie aber nicht vom Besuch in einer Bank abhält.

Bei mehr oder weniger ausgeprägter Flugangst fehlen jedoch gewöhnlich plausible Gründe. Das soll aber nicht heißen, es sei für die Betroffenen weniger schlimm. Es gibt einen persönlichen Leidensdruck. Allgemeinplätze wie: »Es ist noch keiner oben geblieben«, oder: »Stell dich nicht so an«, sind alles andere als hilfreich. Ganz im Gegenteil, Betroffene kommen sich so angesprochen einfach nur dumm vor und mit ihrer Angst allein gelassen, fühlen sich nicht ernst genommen.

Nicht wenige Betroffene, besonders Männer, schämen sich für ihre Angst, und fast allen fällt es allein schon schwer, über dieses Problem nur zu reden. Betroffene quälen sich oft Monate mit dem Gedanken, ob sie Hilfe suchen sollen, und viele tun es dann doch lieber nicht. Der Druck ist groß. Familienangehörigen und Freunden ist die Flugangst oftmals suspekt. Sie können das Angstverhalten nicht verstehen und drängen, doch endlich etwas zu unternehmen, damit statt des Autos wieder ein Flug genommen werden kann. Das Problem zu verdrängen, nicht daran zu denken, scheint vielen der leichtere Weg, weil sie Angst haben, sonst unter Zugzwang zu geraten.

Bei der Flugangst kommen viele Aspekte zusammen. Darauf werde ich noch im einzelnen eingehen. Häufig sind Fehlinterpretationen und Missverständnisse auslösende Faktoren. Damit soll hier aufgeräumt werden. Und manchmal haben die Ängste Symbolcharakter. Auch dazu später mehr.

Angst ist an sich sehr nützlich. Ohne die Fähigkeit, Angst zu empfinden, würden wir uns ständig in lebensgefährliche Situationen begeben. Wir würden eine sechsspurige Autobahn überqueren oder nachts durch den Central Park spazieren. Würden wir nicht tun, oder? Weil uns eine *angemessene* Angst warnt: Tu es nicht! Ängste sind ein wichtiger Teil unserer Psyche. Schon der Urmensch hatte Angst. Vor dem Feuer zum Beispiel, bis er es verstand und zu nutzen lernte. So ist es bis heute geblieben. Alles Fremde, Neue, Unverständliche macht uns eine gewisse Angst. Haben wir uns daran gewöhnt und verstehen die Zusammenhänge, wird die Angst geringer und verschwindet irgendwann. Vor der Eisenbahn oder dem Automobil haben anfangs auch viele Angst gehabt. Viele Neuerungen und Erfindungen lösen zunächst Ängste aus.

Auch beim Fliegen gibt es für viele Menschen Angst auslösende Momente. Sie verstehen nicht wirklich, wie sich so viele Tonnen Stahl in die Luft erheben können und vor allen Dingen auch dort oben bleiben. Das Fliegen ist ein Phänomen und alles, was mit dem Fliegen in Zusammenhang steht, ist für die meisten Menschen etwas Unbekanntes und Fremdartiges, weil sie, wenn überhaupt, nur recht selten fliegen. Doch wenn man sehr viel fliegt, kann es so normal wie Busfahren werden.

Angst auslösende Aspekte beim Fliegen sind zum Beispiel:

- sich ausliefern zu müssen
- Fremden (dem Flugpersonal) vertrauen zu müssen
- der Technik vertrauen zu müssen
- in einem engen Raum eingeschlossen zu sein, noch dazu mit Fremden
- sich in der Luft viele Kilometer über der Erde zu befinden
- nicht jederzeit aussteigen zu können
- die Kontrolle abgeben zu müssen

Manchmal höre ich Sätze wie: »Im Auto könnte ich einem Unfall noch ausweichen, im Flugzeug bin ich ausgeliefert.« Meinen Sie allen Ernstes, Sie könnten einem Unfall im Auto ausweichen? Wer schon einmal einen entsprechend schweren Autounfall erlebt hat, weiß, dass er selbst als Fahrer nur hilflos ›zusehen‹ kann, wie der Unfall abläuft. Es geht alles viel zu schnell und kein Autofahrer ist auf solche Situationen wirklich vorbereitet. Piloten hingegen müssen ihr Können unter Beweis stellen, bevor sie ein Flugzeug fliegen dürfen. Sie werden für alle möglichen Gefahrensituationen intensiv geschult, nicht nur theoretisch, sondern ganz praktisch im Flugsimulator. Und ihr Können wird in regelmäßigen Abständen überprüft. Das sind Bedingungen, die nicht einmal Berufsautofahrer erfüllen müssen.

Eine andere Aussage ist: »Wenn ein Flugzeug abstürzt, sterben so viele Menschen.« Ja, das ist richtig und auch traurig. Aber haben Sie sich schon mal gefragt, wie viele Tote oder Verletzte es bei Autounfällen gibt? Es sind viel, viel mehr. Die logische Konsequenz wäre, nie wieder in ein Auto zu steigen. Und wie viele Menschen verunglücken im Haushalt! Die logische Konsequenz wäre, nie wieder auf eine Leiter zu steigen, um die Gardinen abzunehmen. Ein Flugzeugabsturz ist natürlich weitaus spektakulärer und wird im Fernsehen gezeigt, Verkehrsunfälle, selbst schwere mit mehreren Toten, sind alltäglich und allenfalls eine Meldung in der Regionalzeitung wert. Statistisch gesehen ist die Anzahl von Toten und Verletzten bei Flugzeugunglücken verschwindend gering.

Im Jahre 2007 fanden allein in Europa rund zehn Millionen Flugbewegungen statt, weltweit sind es täglich rund 28.000. Nach einer Statistik der International Air Transport Association flogen im vergangenen Jahr weltweit 4,17 Milliarden Passagiere. 502 Menschen sind bei Abstürzen gestorben, das sind 0,000012 Prozent.[*]

Allein in den ersten drei Monaten des Jahres 2009 starben nur in Deutschland 802 Menschen im Straßenverkehr.

## Konditionierung

Angst an sich ist natürlich. Angst warnt uns, Angst schützt uns, Angst spornt uns zu Höchstleistungen an und kann uns ungeahnte Kräfte verleihen. So betrachtet ist Angst durchaus positiv. Angst kann aber auch konditioniert sein und dadurch unsere Freiheit einschränken, ohne uns einen Vorteil dafür zu bieten.

Was ist also Konditionierung? Anfang des letzten Jahrhunderts machte ein russischer Physiologe eine Beobachtung. Er arbeitete in seinem Labor mit Hunden. Und immer wenn die Tiere die Schritte des Assistenten auf dem Flur hörten, der ihnen das Futter

[*]Quelle: Focus und Jet Airliner Crash Data Evaluation Centre

brachte, setzte bei ihnen bereits die Speichelsekretion ein. Wir kennen das alle. Steht etwas Leckeres vor uns auf dem Tisch, läuft uns das Wasser im Mund zusammen. Doch die Hunde konnten das Futter noch gar nicht sehen oder riechen, sie hörten nur die Schritte.

Diese Beobachtung veranlasste den Wissenschaftler zu einem Experiment und der Entdeckung des nach im benannten Pawlowschen Reflexes. Er konditionierte die Hunde. Wenn eine Glocke angeschlagen wurde, zeigten die Hunde eine Orientierungsreaktion, sie hoben den Kopf. Pawlow konditionierte die Tiere, indem er ihnen Fleisch gab, worauf als natürliche Reaktion Speichelfluss einsetzt, und gleichzeitig eine Glocke anschlug. Diese Verbindung von Fleischgabe und Glockenton wurde mehrfach wiederholt. Wie man heute sagt, wurden die Hunde auf den Glockenton konditioniert. Wenn danach der Ton angeschlagen wird, zeigen die Hunde Speichelfluss, obwohl ihnen gar kein Fleisch gegeben wird.

Wie lässt sich dieses Phänomen erklären? Eine Reaktion wird ausgelöst, obwohl der eigentliche Anlass dafür gar nicht gegeben ist. Konditionierung ist ein Lernprozess, in dem ein bestimmter Sachverhalt erfahren und mit einem bestimmten körperlichen Zustand (Kondition) assoziiert wird. Der Mathe-Lehrer kommt mit Heften unter dem Arm in die Klasse und Felix bekommt Herzrasen und Schweißausbruch, denn Hefte unter dem Arm bedeuten Klassenarbeit.

An sich ist die Konditionierung ebenso nützlich wie die Angst, denn sie hilft uns beispielsweise, Gefahren aufgrund von Erfahrung zu erkennen, bevor sie wirklich da sind, oder bestimmte Handlungsabläufe und Reaktionen automatisch ablaufen zu lassen. So kann sich ein Boxer schneller ducken, weil er auf bestimmte Bewegungsmuster des Gegners entsprechend konditioniert ist.

Konditionierung entsteht, wenn zwei Ereignisse (Fleischgabe, Glockenklang) immer wieder gleichzeitig erlebt werden. Dabei ist es unerheblich, ob die beiden Ereignisse auf natürliche Weise miteinander verbunden sind (Fleischgabe, Speichelfluss) oder zufällig beziehungsweise vorsätzlich zusammengeführt werden (Glockenklang, Stromschlag). So kann Konditionierung auch missbraucht werden, um Menschen zu manipulieren. Eine Tütensuppe wird in der Werbung immer wieder in Verbindung mit einer glücklichen Familie gezeigt. Die Mutter, die ihre Familie glücklich sehen will, ›weiß‹, dass Tütensuppe keine wertvolle Ernährung ist, aber die Konditionierung auf glückliche Familie verstärkt durch ihren Zeitmangel lässt sie im Supermarkt genau zu dieser Tütensuppe greifen und nicht zum möglicherweise preiswerteren Konkurrenzprodukt.

Versicherungswerbung möchte Sie davon überzeugen, dass Sie Sicherheit kaufen können. Dieses unbeschwerte Gefühl aus Ihrer Kindheit, in der Sie sich um nichts kümmern mussten, können Sie wiedererlangen, indem Sie genau diese Versicherung abschließen.

So kann Konditionierung auch eine Angstreaktion auslösen. Auch heute noch werden die meisten Kinder entsprechend konditioniert. Die Bezugsperson muss nur den Zeigefinger in die Luft recken und schon zuckt das Kind ängstlich zusammen, weil es weiß, was folgen kann.

Der Psychologe J. B. Watson arbeitete auf dem Gebiet des Behaviorismus. Albert, der mit seiner Mutter auf dem Gelände wohnte, spielte gerne mit einer Laborratte. Er hatte keinerlei Angst vor dem Tier. Als Albert eines Tages gerade wieder mit der Ratte spielte, fiel etwas scheppernd zu Boden und Albert erschrak sehr.

Watson entschloss sich zu einem Experiment: Immer, wenn Albert mit der Ratte spielte und sie dabei berührte, ließ er etwas laut knallen, so dass der Junge sich sehr erschrak. Fortan fürchtete sich Albert, wenn er die Ratte sah, und wollte sie nicht mehr berühren. Er brachte den Knall, der ihn erschreckte, mit der Ratte in Verbindung. Seine Angst steigerte sich so weit, dass er vor allen Tieren Angst entwickelte, vor allem Tieren mit Fell, und schließlich sogar vor Plüschfellen.* Dieses Experiment zeigt auch, wie

---

*Die Autorin und der Verlag sehen sich an dieser Stelle zu folgendem Hinweis veranlasst. Bei dem hier beschriebenen Experiment handelt es sich eindeutig um einen Menschenversuch. Menschenversuche sind nur unter bestimmten Bedingungen und mit Einwilligung der Versuchsperson zulässig. Albert hat offensichtlich nicht eingewilligt hat. Wir wissen nicht, ob seine Mutter

einfach es ist, Konditionierung als Foltermethode einzusetzen.

Eventuell erschließen sich Ihnen Zusammenhänge mit Ihrer Flugangst, vielleicht aber auch nicht. Irgendwie muss in Ihrem unbewussten Denken ein kausaler Zusammenhang (Konditionierung) von Fliegen und Gefahr (Angst) hergestellt worden sein. Diese Verkettung aufzudecken, ist nicht nur interessant, es hilft, sie zu überwinden.

## *Fallbeispiel Schlangestehen*

Die Ängste von Frau P. traten bereits vor dem Flug auf und hielten sie davon ab, ein Flugzeug zu besteigen. Die besondere Angst auslösende Situation war für sie die Warteschlange beim Einchecken. Im Laufe unseres therapeutischen Gesprächs schälte sich der Zusammenhang nur langsam heraus.

Frau P. war in der DDR aufgewachsen. »Meine Eltern haben mich freiheitsdenkend erzogen. Sie haben viel mit mir unternommen. Im Sommer waren wir im Schwimmbad oder sind viel gewandert. Im

gefragt wurde. Sollte sie zugestimmt haben, um so schlimmer. Dieser Menschenversuch war möglich, weil es sich ›nur‹ um ein Kind gehandelt hat. Der Vorgang zeigt deshalb auch, wie Erwachsene bis heute immer wieder mit Kindern umzugehen pflegen.

Herbst haben wir Pilze gesammelt und im Winter waren wir Skilaufen im Thüringer Wald. Was möglich war, haben sie mit mir unternommen, aber das bedeutete auch, dass mir ständig bewusst war, in diesem Land eingesperrt zu sein. Ich habe das so hinnehmen müssen und habe wohl verdrängt, dass ich eingesperrt war.«

Im April 1982 stellte die Familie einen Ausreiseantrag, der nach zwei Jahren tatsächlich genehmigt wurde. Weil das Auffanglager überfüllt war, sollten sie direkt bei Verwandten in der BRD unterkommen.

»Wir standen mit unseren Verwandten auf dem Flughafen, um zu ihnen nach Hause zu fliegen. Einen Flughafen kannte ich bis dahin nur aus dem Fernsehen. Das war alles sehr aufregend für mich und ich war eingeschüchtert und ängstlich. Als unsere Maschine aufgerufen wurde und wir uns zum Einchecken anstellen mussten, überkam mich die Panik. Ich schrie und wollte fortlaufen. Mein Vater musste mich mit aller Kraft festhalten und meine Mutter redete auf mich ein.«

Ich fragte nach und der Zusammenhang zeigte sich sehr schnell.

»In der DDR musste man ständig überall anstehen. Das war existenziell. Meine Mutter verließ sogar ihre Arbeitsstelle, wenn sie einen Tipp bekam. Das war üblich und wurde allgemein geduldet. Ich wurde auch oft irgendwohin geschickt, um stundenlang für irgendetwas anzustehen. Dabei hatte ich immer

Angst, dass es ausverkauft sei, bevor ich an der Reihe war, denn wenn ich mit leeren Händen nach Hause kam, war meine Mutter traurig und mein Vater wütend und beide schimpften darauf, in diesem Staat eingesperrt zu sein.«

»Wie ging es am Flughafen weiter?«

»Mein Vater hat mich mit Gewalt ins Flugzeug gezerrt und ich hatte auch keine Kraft mehr. Die Kabine fand ich unheimlich, aber als die Flugzeugtür zuging, da dachte ich, jetzt bist du eingesperrt und kommst nie wieder hinaus. Der Flug hat zum Glück nur eine Stunde gedauert, denn ich habe die ganze Zeit über geweint. Seitdem bin ich nie wieder in ein Flugzeug gestiegen.«

Frau P. war durch ihre Kindheitserfahrungen in der DDR auf Schlangestehen, verbunden mit dem Gedanken, eventuell nichts zu bekommen, konditioniert, das heißt, sie verknüpfte Schlangestehen mit einem negativen Gefühl (der Angst). Das frühere Schlangestehen wird auf das heutige übertragen und löst dann ein Gefühl der Enge und des Eingesperrtseins aus.

## Formen von Angst

Was ist das eigentlich für ein Gefühl, Angst? Abgeleitet von dem lateinischen *angustus* bedeutet es eng, schmal, kurz oder auch bedenkliche Lage. Wir kenne zwar alle das Gefühl von Angst, doch es ist gar nicht so einfach, es genau und allgemein gültig zu definieren. Es ist ein Gefühl der Bedrohung, des Ausgeliefertseins, der Verlassenheit und der Hilflosigkeit.

Wir können verschiedene Formen von Angst unterscheiden. Zum einen gibt es etwas, das wir Realangst nennen. Sie wird von Gefahren- und Bedrohungssituationen, Katastrophen und ähnlichem ausgelöst, was tatsächlich eine Gefahr an Leib und Leben ist, ein Feuer beispielsweise oder eine Flutwelle, ein Einbrecher, der uns mit einer Waffe bedroht. Auch bei schweren Erkrankungen wie einem Herzinfarkt haben wir Angst, weil es eine lebensbedrohliche Situation ist.

Wenn wir wirklichen Gefahren unmittelbar gegenüber stehen, werden natürliche, instinkthafte Reaktionen ausgelöst wie Panik, Flucht oder Aggressionen. Im Idealfall reagieren wir einfach nur, laufen vor der Flutwelle davon oder werfen uns auf den Boden, wenn jemand um sich schießt. Wenn der Gartengrill explodiert, springe ich zurück. Ich überlege nicht lange, sondern reagiere instinktiv und unmittelbar. Ich denke auch nicht erst darüber nach, was nach dem Sprung kommt, wo ich eventuell lande. Nur erst einmal fort von der Gefahr.

Es kann aber auch sein, dass wir bei Realangst gar nicht reagieren. Wir erstarren (vor Schreck), zum Beispiel, weil es keine Möglichkeit gibt, der Gefahr zu entkommen. Dieses Erstarren entspricht dem Todstellreflex von Tieren. Jedenfalls überlegen wir auch in diesem Fall nicht, ob dieses Erstarren Konsequenzen haben könnte.

Ganz anders ist es bei der kognitiven Angst. In einer brenzligen Situation schreiten wir nicht ein, weil wir Angst haben, Prügel zu beziehen. Am Arbeitsplatz wehren wir uns nicht gegen ungerechte Behandlung, weil wir Angst haben, entlassen zu werden. Auf einer Party beteiligen wir uns nicht am Gespräch, um nichts Falsches zu sagen. Wir haben Angst, uns zu blamieren oder für dumm gehalten zu werden. Wir fliegen nicht, weil wir Angst vor Turbulenzen haben. Wir denken, das Flugzeug könnte abstürzen und wir würden sterben. In all diesen Fällen reagieren wir nicht instinktiv auf eine akute Gefahrensituation, sondern wir malen uns negative Konsequenzen einer möglichen Situation oder eines möglichen Handelns aus, um einen Grund zu haben, es zu unterlassen.

Die kognitive Angst können wir zur Unterscheidung von der (Real-) Angst auch als Ängstlichkeit beschreiben. Angst ist eine natürliche und überlebenswichtige Reaktion, Ängstlichkeit ist ein konditioniertes Verhalten. Kinder übernehmen (lernen) das ängstliche Verhalten aus ihrem sozialen Umfeld. Damit will ich jetzt nicht sagen, die Eltern seien an allem schuld, denn es handelt sich nicht um einen bewussten, vorsätzlichen Vorgang. Eine ängstliche Disposition drückt sich zumeist in sehr subtilen Reaktionen aus. Kinder kopieren besonders in den wenigen ersten Lebensjahren unbewusst das Verhalten ihrer Bezugspersonen. Diese Prägung drückt sich dann erst in den nachfolgenden Jahren im Verhalten des Kindes zunehmend aus.

Die körperlichen Reaktionen sind bei Realangst und kognitiver Angst gleich. Adrenalin und Noradrenalin werden ausgeschüttet (Stress-Reaktion). Angesichts der realen oder nur gedachten Bedrohung reagiert der Körper einfach nur, ganz unabhängig davon, ob die Situation tatsächlich lebensbedrohlich ist oder nicht. Der Körper kann das nicht unterscheiden. Und selbstverständlich kann auch kognitive Angst Todesangst auslösen, denn letztlich fürchten wir, wenn wir Angst haben, immer um unser Leben.

Das Gefühl der Angst kann nicht beliebig gesteigert werden. Wie bei jeder anderen Empfindung verblasst der Eindruck mit der Zeit. Wenn man einer Angst auslösenden Situation lange ausgesetzt ist, erschöpfen sich die Reaktionen nach und nach. Dieses Phänomen machte sich schon Goethe zunutze, der unter Höhenangst litt. Er stieg auf einen Kirchturm und verharrte dort mehrere Stunden, bis seine Angst schließlich verschwunden war.

In der Psychologie spricht man von Reizkonfrontation. Der Betroffene wird dem Angst auslösenden Reiz so lange ausgesetzt, bis er ihn überwunden hat. Eine zugegebenermaßen harte, aber doch wirkungsvolle Methode, die nur unter fachlicher Aufsicht angewendet werden darf.

Es sollte noch erwähnt werden, dass Ängste auch Folge einer körperlichen Erkrankung sein können. Es gibt Erkrankungen, bei denen Angst ein herausragendes Symptom ist, um nur zwei zu nennen, können das Depressionen und Fehlfunktionen der Schilddrüse sein. Auch bei persönlichkeitsverändernden Krankheiten wie etwa Schizophrenie oder bei drogenindizierten Fällen könnten Ängste auftreten.

## *Körperliche Symptome*

Angst wird von entsprechenden körperliche Symptomen begleitet. Und diese körperlichen Reaktionen verstärken ihrerseits die Angst. Die Symptome können so heftig sein, dass die Betroffenen ganz sicher sind, gerade einen Herzinfarkt zu erleiden. Sie haben Schmerzen in der Brust, Herzstolpern, Atemnot, Schwindel, kalten Schweiß und so weiter. Dies mag wie ein Herzinfarkt erscheinen, eine ärztliche Untersuchung wird das aber in der Regel widerlegen. Es handelt sich viel mehr um eine klassische Panikattacke, die keine organische Ursache hat.

Solche körperlichen Symptome können uns nicht nur zusätzlich Angst machen, vielen ist es auch sehr unangenehm, wenn andere diese Reaktionen wahrnehmen und so ihre Angst erkennen können. Und dann kommt noch die Angst hinzu, womöglich ohnmächtig zu werden.

### *Stressreaktion*

Stellen Sie sich einen Neandertaler vor. Er möchte heute ein Wildschwein jagen. Also nimmt er seinen Speer, verabschiedet sich von seiner Frau und tritt aus seiner Höhle. Er streift durch Wald und Feld, nichts Böses ahnend, und plötzlich steht er einer Gefahr gegenüber, beispielsweise einem Mammut. Er hat jetzt genau zwei Möglichkeiten: Flucht oder Angriff. In beiden Fällen braucht er alles, was sein Körper hergeben kann, und genau darauf stellt sich der Körper ein:

- der Puls beschleunigt, das Herz rast
- der Blutdruck steigt
- kalter Schweiß bricht aus
- die Muskeln spannen sich an
- die Pupillen erweitern sich
- die Atmung wird schneller

Wenn das Gehirn Angriff oder Flucht signalisiert, werden Adrenalin und Noradrenalin ausgeschüttet, um die Kraftreserven des Körpers zu mobilisieren. Dadurch werden

- die Herzkranzgefäße weit gestellt, um eine maximale Sauerstoffversorgung des Herzmuskels zu gewährleisten
- die Pupillen geweitet als Zeichen höchster Wachheit
- die Bronchien zur optimalen Sauerstoffaufnahme geweitet
- die Muskeln angespannt, so dass die bewusst steuerbare Muskulatur in maximaler Bereitschaft ist

Diese Alarmbereitschaft des Körpers wird aber nicht nur ausgelöst, wenn unvermutet ein Mammut vor uns steht, sie wird auch ausgelöst, wenn plötzlich von links ein Auto auf die Kreuzung schießt oder wenn sich die Kabinentür des Flugzeugs hinter Ihnen schließt, obwohl in den beiden letzten Fällen weder Kampf noch Flucht möglich sind und die freigesetzten Reservekräfte gar nicht ge- und auch nicht verbraucht werden können. Wenn Sie also zum Beispiel den Start eines Flugzeuges als lebensbedrohlich einstufen, wird Ihr Körper entsprechend in Alarmbereitschaft gehen. Es kommt also ganz darauf an, wie Sie beziehungsweise Ihr Unterbewusstsein die Situation bewertet. Die Stressreaktion zeigt nur, dass Ihr Körper normal reagiert. Was geändert werden muss, um von den Symptomen frei zu werden, ist die Bewertung der Situation.

Ist der Körper erst einmal in Alarmbereitschaft versetzt, gibt es Abhilfe nur dadurch, die freigesetzten Energien auch zu verbrauchen. In einer realen Gefahrensituation von Kämpfen oder Fliehen werden die Kräfte verbraucht und die Reaktion klingt ab. Deshalb ist es auch bei einer Panikreaktion hilfreich, die freigesetzte Energie zu verbrauchen, indem alle möglichen Muskeln mehrfach angespannt und wieder entspannt werden. Weiter unten wird die progressive Muskelentspannung detailliert erklärt.

Folgende Übungen können Sie machen, auch wenn Sie schon in der Kabine sitzen:

- heben und senken Sie die Beine
- lassen Sie die Fußgelenke kreisen
- lassen Sie die Handgelenke kreisen
- lassen Sie Ihren Kopf sanft kreisen
- ziehen Sie Ihre Schultern sanft hoch und lassen Sie wieder sinken
- ballen Sie die Hände zu Fäusten und lassen dann wieder los

### *Hyperventilation*

Der Betroffene meint: »Ich kriege keine Luft!«, tatsächlich ist bei der Hyperventilation aber die Ausatmung das Problem, nicht die Einatmung. Die Atemfrequenz ist erhöht und es wird mehr Sauerstoff aufgenommen, als für den Stoffwechsel gebraucht wird. Durch die Verkürzung der Ausatmung wird nicht genügend Kohlendioxyd ausgeatmet. Es kann zu einem Anstieg von Kohlendioxyd im Blut kommen, der schließlich lähmend auf das Atmungszentrum wirken und zur Bewusstlosigkeit führen kann. Deshalb ist es ganz wichtig, in einer Paniksituation auf hinreichende Ausatmung zu achten. Um auch in einer schwierigen Situation ein Gefühl für die Ausatmung zu bekommen, ist es hilfreich, in eine Tüte, beispielsweise die Spucktüte, auszuatmen oder notfalls beide Hände über Mund und Nase zu legen und so auszuatmen, weil Sie sich dadurch die Ausatmung bewusst machen.

Wenn Sie sich in eine Situation begeben, die für Sie problematisch ist, also in unserem Fall Flugangst auslöst, dann achten Sie sehr aufmerksam auf Ihre Atmung, damit Sie feststellen, wenn Sie viel zu schnell oder zu flach atmen. Atmen Sie ganz bewusst durch die Nase tief ein und langsam und vollständig durch den Mund aus. Wenn Sie das tun, werden Sie sofort Entlastung spüren.

Stellen Sie sich bei der Ausatmung vor, Sie müssten eine Kerze in einem Meter Entfernung ausblasen. Stellen Sie sich gleichzeitig vor, wie Sie mit der Ausatmung auch Ihre Anspannung ausatmen. Beim Einatmen durch die Nase nehmen Sie bewusst wahr, wie die Luft durch die feinen Nasenhärchen streicht. Legen Sie dabei eine Hand auf Ihren Bauch, damit Sie spüren, wie sich Ihre Bauchdecke hebt.

### *Weitere Tipps*

*Weiche Knie*

In Angstmomenten werden uns bekanntlich die Knie weich oder die Beine fangen an zu zittern, weil wir unbewusst die Muskeln anspannen. Dem können Sie entgegenwirken, indem Sie Füße und Beine belasten. Wenn Sie wissen, dass eine bestimmte Situation für Sie problematisch ist, können Sie schon vorher darauf achten, diese Belastung bewusst herzustellen.

Wenn Sie stehen, rücken Sie die Füße hüftbreit auseinander. Diese Breitbeinigkeit erhöht die Standfestigkeit. Boxer nehmen diese Stellung ein, um nicht so schnell umzufallen, und kleine Kinder, die gerade Laufen lernen, machen es spontan genauso. Achten Sie auch darauf, dass Ihre Fußsohlen flach auf der Erde liegen, und nehmen Sie diesen Bodenkontakt bewusst wahr.

Wenn Sie bereits sitzen, konzentrieren Sie sich ganz auf den Bodenkontakt der Fußsohlen. Streifen Sie die Schuhe ab, damit Sie den Boden unter der gesamten Fußsohle gut spüren. Drücken Sie die Füße mit den Beinen fest auf den Untergrund und fühlen Sie den Druck.

*Flauer Magen*

Manchmal wird uns übel oder schwindelig, weil wir nicht genug gegessen oder getrunken haben. In schwierigen Situationen vergessen viele ganz einfach, auf die Signale des Körper zu hören, weil sie von den Alarmglocken im Kopf übertönt werden.

Mangel an Flüssigkeit kann zu Schwindel, Kopfschmerz oder Benommenheit führen. Warten Sie deshalb nicht, bis der Durst da ist. Trinken Sie schon vorher ausreichend, natürlich keine Nervengifte wie Alkohol, Schwarztee oder Kaffee, sondern stilles Wasser, Fruchtsaft oder Kräutertee.

*Akute Angst*

Als erstes Hilfsmittel hilft schon ein Schluck einfaches kaltes Wasser.

Beruhigend wirkt auch ein mit kaltem Wasser getränktes Tuch, das Sie sich auf die Herzgegend legen.

Ein spezieller Trick erfordert etwas Vorbereitung. Nehmen Sie, vorausgesetzt Sie reagieren nicht allergisch darauf, von zuhause Zitronenspalten oder scharfe Chilischoten mit. Es kann auch ein fertiger Zitronensaft sein, beachten Sie dann aber die Vorschriften bezüglich Flüssigkeitsmengen im Handgepäck. Wenn Sie in einer akuten Angstsituation in die Zitrone oder Chilischote beißen, wird sich Ihr Gehirn spontan mit dem überwältigenden Reiz beschäftigten. Das ist vielleicht ein wenig unangenehm, aber es holt Sie augenblicklich auf den Boden der Tatsachen zurück und die Angst ist unterbrochen.

## Fallbeispiel Kaufhaus

Frau Z. hatte früher keine Flugangst. Einmal war sie in der Stadt in einem Kaufhaus. Es war voller Menschen und in der Enge und dem Gedränge wurde ihr schlecht. Sie bekam Angst, fürchtete ohnmächtig zu werden. Ihre Beine zitterten, ihr Herz raste. Nasser Schweiß am ganzen Körper. Sie glaubte, sie müsste sterben. Hinzu kam die Angst, niemand würde ihr helfen, allein und verlassen zu sein in dieser teilnahmslosen Menschenmasse. Ihr Atem ging schneller, bis sie schließlich hyperventilierte.

Endlich wurde eine Angestellte auf sie aufmerksam. Sie sprach sie an und brachte sie in einen Pausenraum. Dort gab sie ihr ein Glas Wasser. Frau Z. ruhte sich etwas aus und nach einer Weile ging es ihr auch wieder gut genug, um allein nach Hause zu gehen.

Wenig später ist Frau Z. dann in den Urlaub geflogen. Flugangst kannte sie, wie gesagt, bis dahin nicht. Unterwegs sackte die Maschine aber einmal kurz durch. Dabei wurde ihr etwas übel. Augenblicklich fühlte sie sich wie vor ein paar Wochen im Kaufhaus. Ihr Herz begann zu rasen, kalter Schweiß brach aus. Sie hatte das Gefühl, sie könnte sterben und niemand würde ihr helfen. Fortan war sie überzeugt, sie hätte Flugangst.

Frau Z. hatte so eine kleine Bewegung des Flugzeugs sicher schon früher erlebt und nicht weiter beachtet. Diesmal aber wurde dadurch das Erlebnis im Kaufhaus aktiviert, was ihr natürlich nicht bewusst war. Sie erlebte nur die körperlichen Symptome und brachte sie mit dem Flug in Verbindung.

In unseren Gesprächen stellte sich heraus, dass Frau Z. kurz vor ihrem Erlebnis im Kaufhaus von ihrem Lebenspartner verlassen worden war. Das machte ihr unbewusst mehr zu schaffen, als sie sich bewusst eingestand. In ihr rumorte die Angst, allein und einsam zu sein und letztendlich auch so zu sterben. Ganz tief in ihrem Inneren fühlte sie sich schutzlos und hilflos. Diese verdrängten und nicht verarbeiteten Gefühle suchen ihren Ausdruck. Das Gedränge im Kaufhaus, die schlechte Luft, die Anstrengung lösten eine körperliche Reaktion aus, die das Unterbewusstsein zum Ausdruck der Angst vor Verlassenheit und Hilflosigkeit nutzte. Das so geprägte Muster, die Verbindung von Übelkeit mit Verlassenheit (»niemand wird mir helfen«) und die damit verbundene Angst wurde dann auf die Situation im Flugzeug übertragen. Das Flugzeug war in diesem Falle nur ein zufälliger Ort, die bereits (angstvoll) erlebte Situation im Kaufhaus hätte auch irgendwo anders stattfinden können.

Es ist wie bei einer Domino-Kette. Wir sehen den letzten Stein umfallen und sagen: Flugangst. Doch davor hat es andere Steine gegeben, die angestoßen wurden. Deshalb ist es wichtig zu schauen, was der eigentliche Stein des Anstoßes war, der die Kettenreaktion ausgelöst hat. Dann wird nämlich klar, dass es sich gar nicht um Flugangst handelt, sondern etwas ganz anderes dahintersteht, das die Flugangst nur verwendet, um sich auszudrücken.

Eine Verschiebung findet statt. Statt sich mit dem Verlust des Partners auseinander zu setzen und diesen zu verarbeiten, hat Frau Z. ihre seelische Not auf die Flugangst verschoben. Die erschien ihr innerlich nicht so bedrohlich, wie sich mit ihrem Verlust und den damit verbundenen Lebensängsten auseinander zu setzen. Sie hat diese Ängste abgewehrt, indem sie stellvertretend das Fliegen abgewehrt hat. Dadurch hat sie sich seelisch entlastet. Allerdings nur scheinbar, denn das eigentliche Problem des Verlassenseins ist damit nicht gelöst und ein neues Problem ist hinzugekommen, die Flugangst.

## *Kleines ABC der Angst*

Gefühle fallen nicht einfach so vom Himmel. Auch (kognitive) Angst nicht. Einem Gefühl geht *immer* eine Erfahrung voraus, die bewertet wird. »Er sagt, ich hätte wunderschöne Augen. Er mag mich. Vielleicht kann aus uns beiden doch noch etwas werden.« Ihre Stimmung ist gut, weil ihr die Bewertung vorausgegangen ist, dass er sie mag. »Er sagt, ich hätte wunderschöne Augen. Er macht mir Komplimente, um vom Thema abzulenken. So wird das nichts mit uns beiden.« Ihre Stimmung ist schlecht, weil Sie denken, Ihnen würde etwas vorgemacht, und das mögen Sie nun mal nicht.

Eine Bewertung ist keine mathematische Gleichung, bei der zwei plus zwei eindeutig vier ist. Bewertung ist die subjektive Wahrnehmung eines objektiven Sachverhalts. Nehmen Sie nur die Meinungen zu einem Film. Fünf Leute, fünf Meinungen. Der eine findet den Film berauschend und die Schauspieler brillant, der andere meint, noch keinen schlechteren Film gesehen zu haben.

Eine Bewertung läuft nach dem ABC-Schema ab. A steht für Auslöser. Der Auslöser ist eine objektive Tatsache. Drei Personen schauen aus dem Fenster: Es regnet. Alle drei haben genau die gleiche Wahrnehmung. Nun folgt B, die Bewertung. Die erste Person denkt, das ist blöd, ich wollte doch ein Picknick machen. Die zweite Person freut sich, weil sie nun den Garten nicht wässern muss. Die dritte Person denkt, als meine Mutter verunglückt ist, hat es auch geregnet. Die Bewertung löst direkt ein Gefühl aus. C steht für *consequence*.* Das Gefühl und die damit womöglich verbunden körperlichen Symptome sind Folge der Bewertung.

Setzen wir uns nun die Tarnkappen auf und schleichen uns in die Passagierkabine eines Transatlantikfluges. Die Stewardess geht eben durch den Mittelgang. Ihre Miene ist nicht gerade heiter (A). Herr O., der alle Vorgänge in der Maschine mit höchster Aufmerksamkeit verfolgt, nimmt das sofort wahr und ›weiß‹ auch gleich (B): Da stimmt was nicht. Bestimmt ist ein Triebwerk ausgefallen. Im gleichen Augenblick (C) befällt ihn seine Flugangst mit Herzklopfen, Zittern, Schwitzen.

*engl.: Folge, Konsequenz

Die Möglichkeiten, warum die Stewardess griesgrämig aussieht, sind vielfältig. Vielleicht hat sie schlecht geschlafen, hat Kopf- oder Bauchschmerzen, ihr Freund hat mit ihr Schluss gemacht, ein Passagier hat sich gerade über das Essen beschwert, sie wurde bei einer Beförderung übergangen, ihr Sohn ist sitzen geblieben, ihr Vermieter hat ihr die Wohnung gekündigt, ihre Mutter ist ins Krankenhaus gekommen...

Den Auslöser (A) können wir nicht ändern. Situationen und Menschen sind, wie sie sind. Was wir aber sehr wohl ändern können, ist unsere Bewertung (B). Wenn wir es schaffen, unsere Bewertung des Auslösers zu ändern, wird sich auch die Konsequenz daraus (C), also unser Gefühl ändern.

A: Die Stewardess sieht griesgrämig aus. B: Der geht es wohl nicht so gut (oder andere Bewertung). C: Die Ärmste, hätte vielleicht heute keinen Dienst machen sollen. Neutrale Empfindung, keine körperlichen Symptome.

Das kleine ABC der Flugangst lautet also, wenn Sie erkennen, wo Sie einen Auslöser (A) subjektiv bewerten (B), so dass Flugangst die Folge (C) ist, können Sie diese Bewertung hinterfragen, relativieren, auflösen und damit die körperlichen Symptome vermeiden, die einer negativen Bewertung folgen würden. Deshalb lohnt es sich, Bewertungen zu hinterfragen und nach anderen Bewertungsmöglichkeiten zu suchen. Normalerweise läuft das ABC-Muster blitzschnell ab und nur die Folge, die körperlichen

Symptome werden festgestellt. Wenn Sie den Vorgang bewusst betrachten und dadurch verlangsamen, bekommen Sie die Chance zu einer anderen Bewertung. Das lässt sich trainieren.

*Altes Denkmuster*
A Die Leselampe an meinem Sitz funktioniert nicht.
B Wenn schon die Leselampe nicht funktioniert, ist der Rest der Maschine bestimmt auch schlecht gewartet.
C Angst, feuchte Hände, Herzklopfen.

Stellen Sie bei Ihrem Auto die Funktion der Bremsen in Frage, wenn der Zigarettenanzünder nicht funktioniert?

*Neues Denkmuster*
A Die Leselampe an meinem Sitz funktioniert nicht.
B Schade, ich wollte eigentlich mein neues Buch weiterlesen. Vielleicht haben sie vergessen, die Birne zu wechseln.
C Neutrales Gefühl, keine körperlichen Symptome.

*Altes Denkmuster*
A Die Anschnallzeichen gehen während des Reisefluges an, obwohl der Flug ruhig ist.
B Oh Gott! Der Pilot hat eine Gefahr erkannt, die er uns verschweigt.
C Angst, schnellere Atmung, Herzklopfen.

*Neues Denkmuster*
A Die Anschnallzeichen gehen während des Reisefluges an, obwohl der Flug ruhig ist.
B Vielleicht bekommen wir gleich Turbulenzen. Es wird wohl etwas unangenehm werden, aber das hält jedes Flugzeug aus.
C Neutrales Gefühl, keine körperlichen Symptome.

Negative Bewertungen mit den entsprechenden unangenehmen körperlichen Folgen kommen besonders leicht zustande, wenn wir Vorgänge nicht verstehen und uns deshalb »so unsere Gedanken machen«. Beim Fliegen gibt es viele solcher Vorgänge, weil es für die meisten keine alltägliche Situation ist und sie die Hintergründe nicht kennen. Im Kapitel »Bordlexikon« habe ich die wichtigsten Situation und Vorgänge zusammengestellt und erklärt, damit Sie Ihre Kenntnis vertiefen können und die Chance bekommen, neutrale Bewertungen abzugeben und Ihre Nerven zu schonen.

Es ist keine einfache Wahrheit, aber es ist enorm hilfreich, sich klar zu machen: Sie und *nur* Sie sind verantwortlich für Ihre Gedanken, niemand sonst, Ihr Partner nicht, Ihre Kinder nicht und auch nicht Ihr Nachbar. Wenn Sie sagen: »Ich ärgere mich über meinen Nachbarn«, dann ist das sehr genau formuliert. Nicht der Nachbar ärgert Sie, sondern Sie sich. Wenn Ihr Partner Ihnen Unrecht getan hat und Sie darüber wütend sein möchten, seien Sie's. Wenn Ihnen

Ihr Chef durch seine Muffeligkeit den Tag verdirbt, lassen Sie sich den Tag verderben. Übernehmen Sie Verantwortung für Ihre Gedanken.

Ich weiß, das klingt zunächst einmal gewöhnungsbedürftig. Was heißt denn, ich soll Verantwortung für meine Gedanken übernehmen. Der andere ist doch schuld, dass es mir schlecht geht. Ich habe das doch nicht gemacht. – Doch, haben Sie! Sie sind es, der es zulässt, dass der Auslöser (Benehmen oder Äußerungen anderer) bei Ihnen zu schlechten Gefühlen führt. Es ist Ihre subjektive Bewertung. Der Auslöser, dem Sie die Schuld geben, ist nur ein objektives Ereignis, wie wir ganz zu Anfang festgestellt haben.

Wenn Sie sich schon mal gefragt haben, warum manche Menschen immer gute Laune haben, mit schwierigen Situationen gut klar kommen und ziemlich sorgenfrei leben, dann überlegen Sie mal, ob die vielleicht die Situationen im Leben anders bewerten und Verantwortung für ihre Gedanken übernehmen.

## Mögliche Sorgen

Die negative Bewertung von Auslösern und die entsprechenden körperlichen Reaktionen kommen nicht selten zustande, weil »möglich« und »wahrscheinlich« verwechselt werden. Möglich ist schlicht und einfach alles. Es ist möglich, dass bei nächster Gelegenheit ein entsprechend großer Meteorit mit der Erde zusammenstößt und eine globale Katastrophe auslöst. Das letzte Ereignis dieser Art liegt ein paar Millionen Jahre zurück. Es ist also nicht sehr wahrscheinlich, dass es gerade jetzt wieder geschieht. Aber möglich ist das schon.

Sich Sorgen zu machen heißt, eine Möglichkeit als wahrscheinlich oder gar sicher zu betrachten. Das löst Angst aus und zieht ungute Gefühle und vielleicht auch körperliche Reaktionen nach sich. Es ist ja nicht so, dass eine Sorge weniger wird, wenn man sich nur lange genug damit beschäftigt. Das Gegenteil ist der Fall. Je intensiver ich mich mit einer Sorge befasse, desto größer wird sie in meiner Vorstellung, und allzu leicht gerät man dann in ein Gedankenkarussell, in dem die Gedanken kreisen, bis man durchdreht.

Sorgen nähren sich aus Erfahrungen in der Vergangenheit oder Meinungen aufgrund von Hörensagen, die auf eine aktuelle Situation projiziert werden, um eine Gefahr für die Zukunft auszumalen. Jemand hat beispielsweise in der Vergangenheit in ein falsches Unternehmen investiert und macht sich nun Sorgen, wovon er in Zukunft leben soll. »Ach, hätte ich doch«, zu jammern oder: »Ach, wäre ich nur«, ist ganz und gar unnütz, weil sich die Zeit nicht zurückdrehen lässt. Oder jemand hat in den Nachrichten ein Flugzeugunglück gesehen und meint nun, bei seinem Flug würde bestimmt auch etwas geschehen. Möglich ist das natürlich. Aber wie wahrscheinlich ist es wirklich!

Manche Menschen haben sich angewöhnt, immer nur das Schlimmste zu erwarten. Diese Einstellung durchzieht ihren Alltag. Ich nenne das Enttäuschungsprophylaxe. »Erwarte wenig und du wirst selten enttäuscht.« Doch das ist eine selbst erfüllende Prognose, denn wenn ich mir etwas in düsteren Farben ausmale und mich ängstige, ist meine Aufmerksamkeit nur auf Negativität gerichtet. Positive Elemente werden von meiner Wahrnehmung ausgeblendet und negative verstärkt. Die Konsequenz ist, dass ich gar nicht anders kann, als schlechte Erfahrungen zu machen. Und das gibt mir dann die befriedigende Möglichkeit zu sagen: »Da siehst du es. Habe ich doch gleich gesagt.«

Die Wahrscheinlichkeit, dass auf Ihrem Flug etwas geschieht, wird durch eine solche Einstellung zum

Glück nicht vergrößert, aber es ist mehr als *wahrscheinlich,* dass Sie sich sehr elend fühlen und das schöne Erlebnis zu fliegen nicht genießen.

## *Fallbeispiel Gesellenprüfung*

Ein Klient war vor fünf Jahren zum letzten Mal geflogen. Weil die Landebahn aus irgendeinem Grund blockiert war, musste der Pilot die Maschine kurz vor der Landung wieder hochziehen. Das machte ihm höllische Angst, da er sich eigentlich schon wieder auf sicherem Grund und Boden wähnte. Er dachte: »Das war's jetzt, ich werde sterben.« Als er das nächste Mal fliegen wollte, ist er kurz vor dem Schließen der Türen aufgesprungen und hat fluchtartig das Flugzeug verlassen. Seitdem hielt ihn die Angst, wieder panikartig aus dem Flugzeug zu fliehen, vom Fliegen ab.

Während der Behandlung kam es zu folgendem Dialog; Klient (K), Berater (B):

B Sie sagen, sobald Sie ein Flugzeug betreten, würden Sie Angst bekommen.
K Ja, das glaube ich.
B Wie fühlen Sie sich, wenn Sie das sagen?

K Traurig. Panisch. Ich schaffe es mal wieder nicht. Ich bin ein Angsthase.
B Sie haben also den Gedanken: Ich schaffe es nicht, und dieser Gedanke macht Sie traurig und panisch. Woran merken Sie, dass Sie panisch werden?
K Mein Herz rast. Ich bekomme feuchte Hände. Mir wird schlecht.
B Gibt es noch andere Merkmale?
K Im Moment fallen mir keine mehr ein.
B Hatten Sie in einer anderen Situation auch schon mal Angst und das Gefühl, etwas nicht zu schaffen?
K Na ja, vor Jahren hatte ich sehr große Angst vor meiner Gesellenprüfung.
B Und, was haben Sie getan? Wie sind sie mit der Situation umgegangen?
K Ich habe mich selbst beruhigt. Ich habe mir gesagt: »Auch wenn du das nicht schaffen solltest, die Welt wird davon nicht untergehen.«
B Was wäre das Schlimmste, was bei Ihrem nächsten Flug passieren könnte?
K Dass ich nicht einsteige.
B Würden Sie das überleben?
K Ja natürlich.
B Was wäre das Beste, was passieren könnte?
K Das ich es schaffe. Dass es mir leicht fällt.
B Und was ist wahrscheinlich?
K Es wird vielleicht nicht einfach sein. Vielleicht hilft es, wenn ich mir wie damals gut zurede. Aber ich könnte es schaffen.

B Was passiert, wenn Sie glauben: Ich schaffe es nicht?
K Ich werde panisch und die Vorstellung, es nicht zu schaffen, macht mich traurig.
B Und wenn Sie ihr Denken ändern und feststellen, Sie könnten es vielleicht doch schaffen, wenn Sie sich gut zureden?
K Es würde mir besser gehen. Die Chance wäre größer, wenn ich diese negativen Gedanken nicht einfach so hinnehme. Andere Angstsituationen habe ich schließlich auch schon geschafft.

## Neun Fragen gegen Angst

Flugangst ist – bis auf wenige Ausnahmen – immer Ausdruck einer anderen Angst. Irgendein negatives Erlebnis in der Vergangenheit wird durch irgendeinen Umstand mit dem Fliegen in Verbindung gebracht. Die Flugangst wird zum Stellvertreter, sie stellt sich vor das gewöhnlich verdrängte Ereignis und den damit verbundenen Schmerz. Die Flugangst hat also eine Funktion. Und sie kann nur gelöst werden, wenn sie ihrer Funktion enthoben wird. Deshalb ist es so wichtig, den negativen Gedanken und den daraus folgenden Gefühlen auf den Grund zu gehen.

Um das zu erreichen, wird Sie ein Therapeut in einem Dialog durch bestimmte Erkenntnisschritte führen. Ein solcher Dialog ist eine hilfreiche Unterstützung, doch Sie können den Prozess auch für sich durchlaufen, indem Sie sich die folgenden neun Fragen stellen:

1 Welche negativen Gedanke habe ich?
2 Welches Gefühl kommt dabei auf?
3 Habe ich in der Vergangenheit schon einmal eine ähnliche Situation erlebt (in der negative Gedanken auftraten)?
   a: Wie bin ich damit umgegangen?
   b: Habe ich es überlebt?
4 Was ist das Schlimmste, was in der jetzigen (negativen) Situation geschehen kann?
5 Was ist das Beste, was passieren kann?
6 Was geschieht wahrscheinlich?
7 Was geschieht, wenn ich den anfänglichen Gedanken glaube?
8 Was geschieht, wenn ich den Gedanken ändere? Inwiefern ändert sich dann mein Gefühl?
9 Wenn ich wieder in diese oder eine ähnliche Situation gerate: Wie möchte, wie werde ich mich dann verhalten?

Es wird Ihnen helfen, diese Denkweise eine Weile zu üben, am besten täglich, damit Sie sich daran gewöhnen. Optimal ist es, wenn Sie es 21 Tage lang jeden Tag tun, denn innerhalb von 21 Tagen bildet

Ihr Gehirn neue Neuronen aus, so dass sich diese Denkweise fest in Ihrem Denkorgan verankert.

Eine sinnvolle Vorgehensweise ist, die neun Fragen auf neun kleine Kärtchen zu schreiben und die akute Angst oder das ungute Gefühl damit durchzugehen. Stellen Sie sich die Situation intensiv vor, die das Gefühl auslöst, und malen sie sich aus, bevor Sie mit dem Prozess beginnen. Dann gehen Sie eine Frage nach der anderen, Kärtchen für Kärtchen durch.

Wenden Sie dieses Verfahren auf alles in Ihrem Alltag an, das sich anbietet, nicht nur Ihre Flugangst, damit Sie die Denkweise tief verinnerlichen und mehr und mehr spontan anwenden. Jede Meinung, die Sie haben und bei Ihnen Reaktionen auslöst, beispielsweise Ärger oder Enttäuschung, können Sie mit diesen neun Fragen hinterfragen.

Bald werden Sie die neun Fragen auswendig kennen und der Prozess wird immer schneller durchlaufen sein. Ganz natürlich werden Sie bald nach den Gedanken fragen, die schlechte Gefühle bei Ihnen auslösen, und ob diese Gedanken wahr sind oder ob es andere Denkmöglichkeiten gibt. Was das Schlimmste ist, das geschehen kann, was das Beste und was wahrscheinlich geschehen wird. Wie Sie sich mit diesem und dem anderen Gedanken fühlen. Und für welches Verhalten Sie sich künftig entscheiden wollen.

Gehen Sie behutsam mit Ihren Gedanken um. Gedanken beeinflussen unsere Gefühle in hohem Maße.

Unsere Gefühle sind die direkte Reaktion auf unsere Gedanken.

> *Um Ihnen das Einüben neuer Denkweisen zu erleichtern, finden Sie am Ende des Buchs einen Fragebogen dazu.*

## Fallbeispiel Turbulenzen

Ein anderer Klient bezog seine Flugangst auf Turbulenzen. Vor Jahren hatte er auf einem Flug Turbulenzen erlebt. Objektiv gesehen ist damals gar nichts passiert. Doch seitdem war allein die Vorstellung, auf dem Flug könnten Turbulenzen auftreten, so unerträglich für ihn, dass er kein Flugzeug mehr bestieg.

B Was sind Ihre Gedanken, wenn Sie jetzt an Turbulenzen denken?
K Diese Schaukelei ist unerträglich. Ich glaube, das Flugzeug kann das nicht aushalten. Wenn so ein Luftloch kommt, werden wir ins Unendliche fallen und dann auf dem Boden zerschellen.
B Wie fühlen Sie sich, wenn Sie das denken?
K Ich habe Angst zu sterben. Ängstlich eben.

B Sie haben also den Gedanken, Turbulenzen bedeuten, ich werde sterben. Dieser Gedanke macht Sie ängstlich. Was ist der Beweis, dass Sie weiterleben werden?
K Ich weiß, ich weiß. Sie haben mir erklärt, das kann nicht passieren, dass Turbulenzen ungefährlich sind.
B Was noch?
K Diesen letzten Flug habe ich ja auch überlebt.
B Okay, ist das auch ein Beweis für das Überleben?
K Ja, stimmt.
B Liefern Sie mir einen Beweis, dass Turbulenzen auf jeden Fall zum Absturz führen und dass Sterben die Folge ist.
K Das kann ich nicht. Eigentlich ist es ja auch gar nicht so.
B Ich halte das mal fest. Sie können keinen Gegenbeweis liefern. Gab es in der Vergangenheit eine ähnliche Situation, wo Sie das nicht konnten und vom Gegenteil überzeugt wurden?
K Hm, müsste ich mal überlegen. Ja, aber ich weiß nicht, ob das jetzt nicht zu banal ist.
B Nur raus damit.
K Hat aber nichts mit dem Fliegen zu tun.
B Muss es auch nicht.
K Also neulich habe ich mit einem Freund gewettet. Es ging um einen Film, wo er behauptet hat, dass da ein bestimmter Schauspieler mitgespielt hat. Ich habe gesagt, dass der auf gar keinen Fall dabei

war. Wir haben also um eine Flasche Champagner gewettet. Zuhause haben wir gleich im Internet nachgesehen. Mein Freund hatte recht, dass musste ich dann zugeben.

B Wie sind Sie also mit dieser Situation umgegangen?
K Nach Prüfung der Tatsachen habe ich ihm Recht gegeben.
B Und wie war das?
K Das war okay. Man kann ja nicht immer recht haben. Wenn es jemand belegen kann, dass es nicht so ist.
B Wie sehen Sie jetzt ihre ursprüngliche Aussage zu Turbulenzen?
K Wenn ich es mir so überlege, sie stimmt nicht.
B Was können Sie tun?
K Mich nicht verrückt machen.
B Was heißt das?
K Ich könnte meine Behauptungen überprüfen.
B Was passiert, wenn Sie Ihre Behauptungen überprüfen?
K Ich nehme es nicht einfach so hin. Ich differenziere mehr.
B Verändert sich etwas in Ihrem Denken und damit mit Ihrem Gefühl, wenn Sie es nicht einfach so hinnehmen und mehr differenzieren?
K Ich sehe es jetzt mit mehr Abstand.
B Was wäre das Schlimmste, das passieren könnte, wenn beim nächsten Flug Turbulenzen auftreten?

K Ich glaube, ich wäre noch etwas ängstlich. Schließlich ist es ja nicht gerade angenehm.
B Würden Sie dieses Unangenehme und das etwas ängstliche Gefühl überleben?
K Ja, ich denke schon.
B Und was wäre das Beste, das passieren könnte?
K Ich könnte denken: Ich werde es auf jeden Fall überleben. Es ist gar nicht schlimm.
B Und was wird wahrscheinlich passieren?
K Dass mir ein bisschen mulmig ist. Aber das ist okay.

## *Heilhypnose*

Um die Hypnose ranken sich viele Vorurteile, denn die meisten kennen Hypnose nur von der Showbühne oder aus dem Fernsehen. Jemand wird hypnotisiert und bellt wie ein Hund und alle Zuschauer lachen über ihn. Wer will schon, dass über einen gelacht wird. Einem anderen wird eine saure Zitrone hingehalten und suggeriert, es sei eine süße Orange, so dass er voller Genuss hineinbeißt und nicht die Miene verzieht. Solche Showhypnose zielt auf den Effekt und ist mit der Vorstellung von Willenlosigkeit, Lächerlichkeit und Peinlichkeit verbunden.

Bei der medizinischen Heilhypnose, die ich zur Behandlung von Flugangst einsetze, ist das ganz anders. Der Klient erlebt den Vorgang bei vollem Bewusstsein und ist zu jedem Zeitpunkt selbstbestimmt. Nichts geschieht gegen seinen Willen. Ziel der Hypnose ist, um es mal so zu formulieren, mit dem Unbewussten ins Gespräch zu kommen. Sie können sich das Unbewusste, das Angst hat, wie eine wilde Katze vorstellen. Sie beobachtet jede Bewegung argwöhnisch, hat die Krallen ausgefahren und wo sich die Gelegenheit bietet, schlägt ihre Tatze zu. Diesem Tier können Sie sich so nicht nähern. Was also tun Sie? Sie reden beruhigend auf die Katze ein. Sie wissen, wie man beruhigend redet. Es ist nicht so wichtig, was man sagt, sondern wie.

Bei der Heilhypnose ist es ähnlich. Zunächst soll das System beruhigt werden. Durch eine bestimmte Sprechweise und hilfreiche Sprachbilder wird der Klient in einen besonderen Ruhezustand versetzt, der mit dem Zustand kurz vor dem Einschlafen vergleichbar ist. Die Atmung wird ruhiger. Das Herz schlägt langsamer. Der Blutdruck sinkt. Die Stresshormone im Blut fallen ab. Man entspannt und ist gleichzeitig sehr aufnahmebereit. Es ist ein Zustand ruhevoller Wachheit.

In diesem sehr entspannten, vom Alltag gelösten Zustand gewinnt man den Zugang zum Unterbewusstsein. Während des Schlafs, wenn wir träumen, haben wir auch Zugang zum Unterbewusstsein. Träume sind die Sprache des Unbewussten. Weil schlafen und träumen etwas völlig Normales sind, ist auch der Zustand in der Heilhypnose ganz natürlich. Wir sind es nur nicht gewohnt, willentlich in diesen Zustand zu gehen. Aber wir können uns in diesen Zustand führen lassen oder ihn durch Selbsthypnose ohne Hilfe erreichen.

Der Fachbegriff für den Zustand, der in der Heilhypnose erreicht wird, ist Trance. Dieser Begriff ist ähnlich belastet wie der Begriff Hypnose. Trance ist ein ganz natürlicher Zustand, den jeder schon spontan erlebt hat. Er stellt sich leicht ein, wenn wir etwas tun, wobei das Denken nicht gefordert ist. Oder wenn wir gar nichts tun. Wir nennen es auch dösen oder tagträumen. Trance ist kein willenloser Zustand, wie viele glauben. Es ist ein bewusster Zustand ruhevoller Wachheit, den man jederzeit willentlich beenden kann.

Es besteht auch nicht etwa die Gefahr, dass Sie aus diesem Zustand nicht wieder herauskommen. Sie sind bewusst, können den Zustand also beenden, wenn Sie das wollen. Und falls Sie einschlafen, was durch die tiefe Entspannung durchaus passieren kann, dann wachen Sie irgendwann wieder auf. Dieser Schlaf dauert selten länger als eine halbe Stunde und ist erfrischend wie mehrere Stunden Nachtschlaf.

Hypnose ist keine Zauberei, bei der die gute Fee kommt und Ihre Probleme wegzaubert. Ob Sie mit Fremd- oder Selbsthypnose an einem Thema arbeiten wollen, es ist immer Ihre Mitwirkung und Eigenverantwortlichkeit gefordert. Hypnose lässt sich natürlich nicht nur bei Flugangst anwenden, sondern bei allen möglichen Problemen.

---

### Warnhinweis

*Es gibt Gründe,
die gegen eine Selbsthypnose sprechen:*

- psychotische Störungen, wie zum Beispiel eine schizophrene Erkrankung
- andere Erkrankungen beziehungsweise Störungen, wie eine schwere Depression, Manie oder manisch-depressive Erkrankung
- akute oder frühere Drogenabhängigkeit
- extrem niedriger Puls (z. B. Leistungssportler)
- andere Erkrankungen beziehungsweise Störungen, die hier nicht aufgeführt sind und gegen eine Selbsthypnose sprechen könnten

*Holen Sie im Zweifelsfall fachlichen Rat ein,
bevor Sie eine Selbsthypnose durchführen.*

## Selbsthypnose

Bevor Sie mit der Selbsthypnose beginnen können, müssen ein paar Vorbereitungen getroffen werden. Sie müssen zum Beispiel erst einmal in den Zustand ruhevoller Wachheit gelangen, bevor dann in der Hypnose an dem eigentlichen Thema gearbeitet werden kann. Es gibt bestimmte mentale Methoden, in diesen Zustand hineinzuführen. Der Fachbegriff dafür ist Trance-Induktion oder Trance-Einführung. Ebenso ist es wichtig, den Trance-Zustand behutsam und ordentlich zu beenden, also die Ausleitung der Trance.

Erst wenn Sie diesen Rahmen beherrschen, können Sie mit der Selbsthypnose beginnen. Üben Sie deshalb zunächst nur die Trance-Induktion und die Ausleitung, ohne die eigentliche Selbsthypnose durchzuführen. Tun Sie das so lange, bis Sie sich ganz sicher und wohl damit fühlen. Diese vorbereitende Übung ist für sich schon sehr angenehm, weil Sie dabei tiefe Entspannung erfahren, und die tut Körper und Seele immer gut.

Wenn Sie diese Übung mehrere Tage hintereinander durchführen, werden Sie bald merken, dass Sie immer schneller in diesen köstlichen Zustand der Entspannung hineingleiten. Gönnen Sie sich die Zeit dafür. Gönnen Sie es sich, ganz bei sich zu sein.

In der eigentlichen Hypnose wollen Sie ein problematisches Thema bearbeiten. Dafür stellen Sie zunächst eine Sammlung von Punkten auf, die mit dem Thema, also in diesem Fall der Flugangst, zu tun haben, und bringen diese Punkte in eine gewisse Ordnung. Diese Sammlung nennen wir Angstliste, dazu später mehr.

Und schließlich brauchen Sie noch etwas, das Anker genannt wird. Der Anker ist ein guter Freund, der Ihnen in schwierigen Situationen beisteht.

### Allgemeine Hinweise

Wenn Sie eine Selbsthypnose durchführen wollen, bereiten Sie alles sorgfältig vor. Finden Sie für sich heraus, wann ein guter Zeitpunkt dafür ist und wann Sie hinreichend Ruhe dafür haben.

Wählen Sie einen möglichst ruhigen Ort, an dem Sie gut entspannen können. Sorgen Sie dafür, dass Sie nicht gestört werden. Hängen Sie ein Schild an die Tür oder informieren Sie ihre Mitbewohner. Stellen Sie Handy, Telefon, Wecker und so weiter ab. Bringen Sie Haustiere aus dem Raum und versorgen sie, damit sie ruhig bleiben.

Sorgen Sie für gute Belüftung und ein angenehmes Raumklima. Schützen Sie sich gegen Umweltgeräusche, so gut es geht. Wenn Sie mögen, können Sie den Raum auch etwas abdunkeln.

Sie können während der Selbsthypnose sitzen oder liegen. Lockern Sie eventuell Ihre Kleidung und setzen eine Brille ab. Ziehen Sie die Schuhe aus. Wählen Sie eine bequeme Sitzgelegenheit. Wenn Sie sich hinlegen, sollte die Unterlage angenehm für Sie sein, aber nicht zu weich, ein weicher Teppich etwa, eine Matte oder auch Ihr Bett. Weil durch die Entspannung der Stoffwechsel sinkt, könnte Ihnen leicht etwas kühl werden. Hüllen Sie sich in eine Decke beziehungsweise decken sich zu.

### *Trance-Induktion*

Wie ich schon zu einem früheren Zeitpunkt erläutert habe, bedeuten Induktion und Trance-Einführung das gleiche. Beider Ziel ist, in einen ruhevollen und entspannten Zustand zu leiten. Um in diesen Zustand zu gelangen, bieten sich mehrere Methoden an. Lesen Sie in wachem Zustand einige Male den folgenden Text durch (auch gern laut). Lesen Sie den Text langsam und ruhig, etwa so, als würden Sie einem Kind eine Geschichte vorlesen.

Es ist nicht nötig, jedes einzelne Wort auswendig zu lernen. Achten Sie auf Ihren Atem und stellen sich vor, wie er als ruhiger Fluss durch Ihren ganzen Körper strömt. Stellen Sie sich dabei Ihren Körper vor, beginnen bei Ihrem Gesicht und gehen im Geiste langsam alle Teile Ihres Körper durch, bis zu Ihren Zehen.

*Ich achte nur auf meinen Atem, – wie er durch die Nase einströmt. – Ich spüre ganz deutlich, wie der Atem durch meine Nase einströmt – und ich atme l-a-n-g-s-a-m durch den Mund aus. – Ich atme durch die Nase ein und durch den Mund aus. – Bei der Ausatmung darf ich seufzen, – darf ich alles von mir geben, was ich nicht haben will, – was ich nicht brauche, – alles von mir. – Ich lasse mit einem Seufzen alles los. – Ich lasse alle Spannung los. – Alles, was mich belastet, lasse ich los. – Wenn alles weg ist, was ich nicht will und was ich nicht brauche, schließe ich meinen Mund und atme nun weiter durch die Nase ein und l-a-n-g-s-a-m durch die Nase aus. – Ich lausche dem Rhythmus meines Atems, – wie selbstverständlich dieser Rhythmus ist. – Ich spüre nach, wie der Atem tiefer in meinen Bauch gelangt. – Ich stelle mir vor, wie sich meine Lungenflügel beim Einatmen füllen – und wie sich mein Bauch mit dieser kostbaren, reinen Luft füllt. – Ich spüre jetzt auch, wie sich meine Muskeln durch meine gute, – tiefe Atmung immer mehr entspannen. – Ich stelle mir meinen Atem als einen Fluss vor, – einen schönen ruhigen Fluss. – Ich stelle mir vor, wie der Fluss durch meinen ganzen Körper fließt. – Ein schöner ruhiger Strom, – ein wunderbarer Strom, der meine gesunden Zellen und meine Muskeln mit wundervoller Ruhe und Entspannung versorgt, –*

*mit allem, was meine gesunden Zellen und meine Muskeln brauchen. – Und meine Zellen und meine Muskeln sind so dankbar für diese gute Versorgung. – Ich stelle mir vor, wie dieser heilende und wundervolle Fluss durch meine Augenlider strömt, – durch mein Gesicht, – meinen Hals und meinen Nacken hinunter, – durch meine Schultern, – in meine Arme, – meine Hände, – meine Finger. – Und in meinen Oberkörper, – meinen Brustkorb und meinen Rücken, – durch meinen Unterleib, – in meine Beine, – meine Füße, – meine Zehen. – Und ich spüre, wie ich immer mehr – und mehr entspanne, – immer mehr loslasse. – Ich frage mich: – Gibt es noch irgendwo in meinem Körper Anspannung? – Wenn da irgendwo noch Anspannung ist, atme ich sie aus. – Ich atme Spannung aus. – Und ich atme Entspannung ein. – Spannung a-u-s und Entspannung ein. – Ich gleite immer tiefer – und tiefer in diesen wunderbaren Zustand der Entspannung.*

### Trance-Beendigung

Wichtig ist auch das behutsame Zurückkommen in den Wachzustand, die Ausleitung der Trance. Lesen Sie sich dazu den folgenden Text ein paar Mal laut vor, bis er relativ sicher in Ihrem Gedächtnis verhaftet ist. Wie auch bei der Einführung in die Trance müssen Sie nicht jedes Wort auf die Goldwaage legen. Wichtig ist nur, dass Sie bei Ihren Füßen anfangen und sich langsam durch den Körper hocharbeiten.

*Ich spüre jetzt, wie Energie, Kraft und Frische in meinen gesamten Körper zurückkehren – meinen ganzen Körper durchströmen. – Frische und Kraft und Energie strömen durch meine Zehen und Füße, – meine Beine, – hinauf in meinen Unterleib. – Frische und Kraft und Energie strömen hinauf in meinen Oberkörper, meinen Brustkorb und in meinen Rücken. – Frische und Kraft und Energie strömen in meine Finger, meine Hände, meine Unter- und Oberarme. – Frische und Kraft und Energie strömen in meine Schultern, hinauf in meinen Hals und meinen Nacken, – durch mein Gesicht und in meine Augenlider. Alle Müdigkeit tritt in den Hintergrund und ich fühle mich frisch und wach.*

### Angstliste

Verschiedene Menschen bringen Flugangst mit ganz unterschiedlichen Situationen in Verbindung. Beim einen sind es Start, Turbulenzen oder Landung, beim anderen das Buchen des Flugs, das Einsteigen ins Flugzeug, das Türenschließen oder das Verlassen der Reiseflughöhe. Was ist es bei Ihnen?

Nehmen Sie ein Blatt Papier und schreiben spontan und wahllos darauf, was Ihnen einfällt. Halten Sie jeden Punkt fest. Sei es nur ein leichtes Unbehagen, das Sie bei dem Gedanken beschleicht, sei es, dass Sie die absolute Panik überfällt.

Das könnte zum Beispiel auf Ihrem Zettel stehen:

Startphase
Türenschließen
Buchen des Flugs
Nacht vor dem Flug
Zeit vor dem Flug
Fahrt zum Flughafen
Warten im Terminal
Landung
Warten im Flugsteig
Sicherheitsdurchleuchtung im Flughafen
der Weg zu Startbahn
Einchecken
Platz im Flugzeug suchen
Demonstration der Sicherheitseinrichtungen
Anschnallen
viele Menschen, andere Passagiere
Enge
Gewitter
Verlassen der Reiseflughöhe
zur Toilette gehen
beim Start in den Sitz gedrückt werden
in die Wolken eintauchen
durch Wolken fliegen
Kurve fliegen
Steigflug
aus den Wolken kommen
Geräusche zu einem bestimmten Zeitpunkt des Fluges
Blitz
Turbulenzen
Flugzeug neigt sich nach vorne
Schräglage des Flugzeugs
Fahrwerk ausfahren
Fahrwerk einfahren
aus dem Fenster sehen

Wenn Sie mit dieser Sammlung fertig sind, schauen Sie sich alle Punkte in Ruhe an und überlegen, wie schwer jeder einzelne wiegt. Dann bringen Sie sie in eine Reihenfolge, sortiert nach zunehmender Angst.

Die Reihenfolge muss also nicht chronologisch sein. Es kann sein, dass der Start für Sie schlimmer ist als die Landung. Dann schreiben Sie also erst Landung, weil weniger schlimm, und dann Start.

Wenn beispielsweise jemand für sich sieben Punkte herausgefunden hat, kann seine Angstliste vielleicht so aussehen:

1 Warten im Flugsteig
2 Landung
3 der Weg zur Startbahn
4 Türenschließen
5 Startphase
6 Nacht vor dem Flug
7 Turbulenzen

Beim ersten Punkt besteht ein etwas mulmiges Gefühl, der zweite Punkt ist schon unangenehmer und beim letzten Punkt ist es am schlimmsten.

### *Vorbereiten des Ankers*

Anker ist die Bezeichnung für ein Hilfsmittel, das in der Heilhypnose eingesetzt wird. Es ist eine Art Talisman, den Sie immer bei sich tragen und herausholen können, wenn Sie ihn brauchen. Der Anker wird im Verlauf der Heilhypnose eingesetzt.

Wie wollen Sie sich künftig in der Angst auslösenden Situation fühlen? Wollen Sie entspannt und locker sein? Oder stark und kräftig? Oder ganz anders?

Überlegen Sie nun, was für Sie den gewünschten Zustand am besten repräsentiert. Wenn Sie sich entspannt fühlen möchten, können Sie sich beispielsweise ein Faultier vorstellen, das den ganzen Tag locker am Baum hängt, oder auch eine Katze, die auf dem Sofa liegt, ab und zu gähnt und sich über die Pfoten leckt. Wenn Sie sich stark und kräftig fühlen wollen, denken Sie vielleicht an einen Löwen, der herzhaft brüllt, oder einen Lastwagen, der über eine der endlos geraden Straßen in den USA donnert, oder einen Felsen, der unerschütterlich in der Brandung steht.

Es ist völlig unerheblich, *was* Sie sich vorstellen. Wichtig ist nur, dass Sie ein Bild finden, dass den gewünschten Zustand *für Sie* richtig darstellt. Natürlich sollte dieses Sinnbild nur angenehme Gefühle bei Ihnen auslösen. Wenn Sie Elefanten nicht mögen, sollten Sie die auch nicht als Sinnbild für Gelassenheit wählen.

Als nächstes überlegen Sie sich eine Hand- oder Körperbewegung. Auch hierbei haben Sie die freie Wahl. Die Bewegung sollte unauffällig sein, und alles, was Sie dazu brauchen, sollten Sie bei sich haben. Zum Beispiel:

- beide Handflächen gegeneinander drücken
- zwei Finger gegeneinander drücken
- das Handgelenk mit der anderen Hand umfassen
- die Nase mit Daumen und Zeigefinger drücken
- eine Hand gegen die Stirn drücken
- das Gesäß zusammenpressen

Diese Bewegung sollte nicht mit unangenehmen Vorstellungen verbunden sein. Wenn Sie also die rechte Hand auf die Stirn legen, wenn Sie ratlos sind, sollten Sie diese Bewegung nicht wählen. Ihrer Phantasie sind sonst aber keine Grenzen gesetzt.

Diese Bewegung und Ihr Sinnbild ergeben zusammen den Anker. Wie Sie diesen Anker kombinieren und wozu Sie ihn einsetzten können, werde ich weiter unten erläutern.

### *Kombination des Ankers mit der Selbsthypnose*

Wenn Sie die Trance-Einführung und Trance-Beendigung beherrschen, versetzen Sie sich in den Trance-Zustand. Sie werden es selbst merken, wenn dieser Zustand erreicht und das Alltagsbewusstsein in den Hintergrundgetreten ist.

Wenn Sie also den Eindruck haben, dass Sie entspannt sind, denken Sie an eine schöne Situation, die Sie irgendwann einmal erlebt haben. Das kann alles mögliche sein: ein bestimmtes Weihnachtsfest, ein Urlaubserlebnis, ein Spaziergang am Strand, eine freudige Überraschung. Es kann auch ein Ort sein, an dem Sie ein angenehmes Gefühl (zum Beispiel Sicherheit) hatten, etwa als Kind Samstagabend auf der Couch. Dies sind nur Anregungen. Lassen Sie Ihr Unterbewusstsein für Sie arbeiten. Es wird Ihnen die Erinnerung an ein schönes Erlebnis schicken. Nehmen Sie sich ausreichend Zeit dafür. Wenn eine schöne Erinnerung gekommen ist, nehmen Sie die Eindrücke in allen Einzelheiten wahr und achten auf das schöne Gefühl, dass sich nach einiger Zeit ganz von selbst einstellt. Genießen Sie dieses Gefühl, ja schwelgen Sie geradezu darin.

Üben Sie dies ein paar Mal über einige Tag verteilt. Der Einfachheit halber sollten Sie immer die gleiche schöne Situation nehmen. Wenn Ihnen dies gut gelingt, gehen wir zum nächsten Schritt über. Dabei gehen Sie in die Trance und weiter in das schöne Gefühl. Wenn sich das schöne Gefühl eingestellt hat, nehmen Sie Ihren Anker, also stellen sich ihr Bild vor und führen gleichzeitig Ihre Hand- oder Körperbewegung aus. Verschmelzen Sie so Ihren Anker mit dem schönen Gefühl, damit sie untrennbar eins werden.

Machen Sie diese Übung auch mehrere Male. Wenn Ihnen die Verschmelzung gut gelingt, gehen wir zum nächsten Schritt, der praktischen Anwendung.

## *Fallbeispiel Fahrstuhl*

Als Frau M. (49) in meine Praxis kam, war es etlichen Jahre her, dass sie geflogen war, und das auch nur unter starken Beruhigungsmitteln. Sie sagte, sie würde gerne zur Hochzeit ihrer Tochter in die USA reisen. Nicht der achtstündige Flug bereite ihr Probleme: »Das Schlimmste ist für mich der Moment, in dem die Tür zugeht. Ich werde bestimmt in Panik ausbrechen, keine Luft mehr bekommen und wahrscheinlich sogar ohnmächtig werden.« Ich fragte sie, warum sie das annehme, und sie sagte, dass sie lieber zehn Stockwerke zu Fuß gehe, als den Aufzug zu nehmen. »Ich bin mit fünf Jahren ganz allein im Aufzug stecken geblieben. Aber das Schlimmste war, meine Eltern hatten es mir verboten, und meine Mutter sagte, sie würde mich nicht mögen, wenn ich unartig bin.«

Frau M. war mit ihren Eltern zu Besuch bei ihrer Tante gewesen, die in einem Hochhaus wohnte. »Ich fand Fahrstuhl fahren zwar etwas unheimlich, aber auch verlockend.« Nach dem Kaffeetrinken waren die Erwachsenen so damit beschäftigt, Fotos anzuschauen, dass sie sich rausschleichen konnte.

»Ich schlich mich ins Treppenhaus und drückte den glänzenden Knopf, an den ich so gerade eben heranreichte. Ich kam mir ganz erwachsen dabei vor. Als der Aufzug vor mir stand, bekam ich die schwere Tür kaum auf. Ich musste meine ganze Kraft aufwenden. Schließlich konnte ich gerade so hineinschlüpfen. Ich drückte den Abwärtsknopf und die gefaltete Innentür ging zu. Der Aufzug glitt in die Tiefe. Plötzlich gab es einen heftigen Ruck und der Aufzug stand. Es war totenstill. Ich hörte nichts außer mein Atmen und das Pochen meines Herzens.«

Nach einer Stunde, die sich wie zehn angefühlt hat, wurde Frau M. heulend und zitternd gefunden. In ihrer Gefangenschaft war sie fest davon überzeugt gewesen, nie wieder frei zu kommen. »Das hat sich tief bei mir eingebrannt. Meine Eltern haben furchtbar geschimpft und ich erinnere mich noch, dass meine Mutter sagte: ›Wir haben es dir verboten und du hast es trotzdem gemacht. Du bist unartig. Ich mag nicht, wenn du unartig bist.‹«

Heute weiß Frau M., dass eine sich schließende Tür keine wirkliche Gefahr darstellt. Doch die Situation ist mit dem Erlebnis der Fünfjährigen verknüpft und löst deren emotionale Reaktion aus. Die gefühlte Angst ist obendrein mit der Überzeugung verbunden, dass es schlecht ist, selbstbestimmt zu handeln und seiner Neugierde und Abenteuerlust zu folgen. Schuldgefühle gegenüber der Mutter kommen hinzu. Nicht geliebt zu werden, besiegelt diese Verbindung.

Das Fahrstuhl-Erlebnis wurde in der Kindheit nicht verarbeitet. Deshalb wird es heute in vergleichbaren Situationen, wie beispielsweise beim Schließen der Flugzeugtür, immer wieder aktiviert. Es ist ein offener Posten, der darauf wartet, erlöst zu werden.

Nachdem ich mit Frau M. darüber gesprochen hatte, gingen wir zu einer Hypnose über: »Fühlen Sie sich in die Situation im Fahrstuhl hinein. Das Kind dort in Ihrer Vorstellung ist Ihr inneres Kind und Sie können jetzt zu ihm sprechen.«

Sie sprach sehr liebevoll mit ihrem inneren Kind, nahm es an die Hand und sagte ihm, dass es sich nicht zu ängstigen bräuchte. Sie sagte ihm auch, dass es völlig in Ordnung sei, auf Abenteuerreise zu gehen, und dass es zum Erwachsenwerden dazugehöre. Sie erklärte ihrem inneren Kind, dass auch mal jemand auf einen böse sein darf und dadurch nicht gleich die ganze Liebe in Frage gestellt werden muss.

Dann wandten wir uns dem Schließen von Türen in der Gegenwart zu. Ich fragte, wann sie denn ein Türenschließen als angenehm empfinden würde. »Wenn ich abends müde von der Arbeit nach Hause komme und manchmal sehr genervt bin«, antwortete sie spontan. Ich bat sie, sich diese Situation in allen Einzelheiten und möglichst intensiv vorzustellen. Nach einer Weile wurde ihr Gesichtsausdruck sehr gelöst. »Wie fühlen Sie sich jetzt?« – »Ganz entspannt. Ich bin für mich und habe alles Nervige hinter mir gelassen.« – »Gut. Nehmen Sie dieses entspannte

Gefühl mit und wir gehen jetzt in eine andere Situation. Stellen Sie sich vor, Sie betreten ein Flugzeug und gehen zu Ihrem Platz.« Wir gingen den ganzen Ablauf Schritt für Schritt durch, bis irgendwann die Tür geschlossen wird. »Können Sie sich das soweit vorstellen?« – »Hm, kann ich.« – »Und nun nehmen Sie Ihr angenehmes Nach-Hause-kommen-Tür-zu-Gefühl wieder und legen es auf diese Situation im Flugzeug. Was empfinden Sie jetzt?« Sie lächelte: »Jetzt ist es okay.«

## Die Angstliste abarbeiten

Sie kennen nun den Ablauf der Selbsthypnose und können die Methode anwenden. Nehmen Sie dazu Ihre persönliche Angstliste und legen sich den ersten Punkt parat. Denken Sie noch einmal an diesen Punkt und überlegen bitte auch, wo ungefähr auf einer Skala von Eins bis Zehn Ihre Angst dabei liegt. Eins bedeutet schwache, Zehn starke Angst.

| 1 | 2 | 3 | 4 | 5 | 6 | 7 | 8 | 9 | 10 |
|---|---|---|---|---|---|---|---|---|----|

Gehen Sie in die Trance, stellen sich Ihr schönes Erlebnis vor und lassen das zugehörige Gefühl sich ausbreiten. Nehmen Sie nun Ihren Anker, Ihr Bild und die gleichzeitig ausgeführte Hand-/Körperbewegung. Während Sie Ihren Anker eine Weile ausführen, genießen Sie das schöne Gefühl. Lassen Sie Ihr gutes Gefühl und Ihren Anker verschmelzen, eins werden.

Nun nehmen Sie den ausgewählten Angstpunkt. Stellen Sie sich die Angstsituation vor und nehmen wahr, was geschieht. Lassen Sie alle unangenehmen Gefühle zu. Wenn Sie sich geistig in der Situation befinden und die unangenehmen Gefühle spüren, aktivieren Sie Ihren Anker: Ihr Bild und die entsprechende Hand-/Körperbewegung. Sie sind geistig in der Angstsituation, aktivieren Ihren Anker und der Anker ist mit dem schönen Gefühl verbunden. Halten Sie das eine Weile, bis sich etwas verändert, bis Sie spüren, dass Ihr Gefühl immer positiver wird.

Wenn der Anker das schöne Gefühl in der Angstsituation ausgebreitet hat, beenden Sie die Trance (Ausleitung) ordentlich und prüfen dann auf der Skala von Eins bis Zehn, wie stark der Wert der Angst nun ist. Wenn die Angst schwächer geworden ist, war die Anwendung des Ankers erfolgreich. Falls sie gleich geblieben ist, wiederholen Sie die Übung.

Nehmen Sie sich den nächsten Angstpunkt erst vor, wenn der vorige einen deutlich kleineren Wert hat. Ich höre von meinen Patienten oft, ein Punkt für sich allein sei ja gar nicht so furchtbar. Dann heißt es vielleicht: »Ach, der Aufenthalt im Wartebereich ist eigentlich gar nicht so schlimm. Schlimm ist nur, dass ich weiß, dass es gleich losgeht, und das macht mir Angst.« Ich kann das nachvollziehen, aber es ist für den Erfolg der Methode wichtig, jeden einzelnen Punkt der Liste für sich zu betrachten. Machen Sie einen Schritt nach dem anderen, dann erzielen Sie die besten Resultate.

Selbst wenn Sie nach einiger Zeit sehr routiniert mit der Trance-Anwendung sind, machen Sie bitte immer eine ordentliche Ausleitung.

## Anker im Alltag

Mit dem Anker können Sie in der Trance, also in der Vorstellung, einen unangenehmen Zustand in einen angenehmen wandeln. Sie können den Anker aber auch in der akuten Situation anwenden. Wenn Sie das nächste Mal fliegen und sich ein unangenehmes Gefühl einstellt oder ein Angstaspekt aktiviert wird, greifen Sie auf Ihren Anker zurück, indem Sie an Ihr Bild denken und die bestimmte Hand- oder Körperbewegung ausführen. Sie werden automatisch in einen ruhigeren Zustand kommen.

Natürlich ist die Anwendung des Ankers nicht auf die Flugangst beschränkt. Sie können ihn in jeder anderen belastenden Situation ganz genau so einsetzen. Wenn Sie das Gefühl haben, etwas Ruhe und Sammlung zu brauchen, können Sie Ihren Anker aktivieren.

## Kurze Trance-Induktion

Je öfter Sie die Selbsthypnose durchführen, desto mehr gewöhnen Sie sich daran, in den Trance-Zustand zu gehen. Ihr Bewusstsein lernt, diesen Zustand anzunehmen. Deshalb ist es möglich, nach einer gewissen Zeit eine kürzere Induktion zu wählen. Die äußeren Umstände, also ungestört, bequem und so weiter, sollten natürlich gleich sein.

*Ich zähle jetzt langsam von Fünf – bis Eins – rückwärts. – Wenn ich bei Eins angekommen bin, – werde ich ruhig und entspannt sein. – Fünf – Mein Atem geht ruhig. – Ich atme durch die Nase ruhig ein, – und durch den Mund ruhig wieder aus. – Ruhig ein. – Und ruhig aus. – Ich spüre, wie mein Atem durch meine Nase eingezogen wird – und durch den Mund wieder ausgelassen wird. – Vier – Mein Herzschlag ist ruhig – und gleichmäßig. – Ich atme weiter ganz ruhig. – Alltagsgedanken fallen von mir ab. – Ich stelle mir einen Baum vor, – der im Herbst all seine Blätter abwirft. – Blatt für Blatt. – Alle Blätter abwirft. – Drei – Ich gleite immer tiefer in diesen entspannten Zustand hinein. – Ich stelle mir einen ruhigen Strom vor, – wie er durch meinen ganzen Körper strömt. – Vom Kopf bis zu den Füßen. – Zwei. – Immer tiefer – und tiefer – gleite ich in diesen wunderbaren Zustand der Entspannung – tiefer Entspannung. – Eins. – Ich bin nun völlig entspannt. – Ich ruhe in mir. –*

Wenn Sie so fortgeschritten sind, dass Sie die Zählmethode anwenden können, dann sind die vorgegebenen Worte auch nicht mehr so wichtig. Es ist möglich, den Vorgang noch weiter zu verkürzen. Dafür suchen Sie sich ein Bild aus, das für Sie körperlich sehr angenehm ist, beispielsweise

- ein warmer Strom, der durch Ihren Körper fließt
- Sie gehen an einem Strand entlang und sinken mit jedem Schritt in den warmen, weichen Sand
- an einem heißen Sommertag gehen Sie tiefer und tiefer in einen kühlen, schattigen Wald
- an einem ungemütlichen Wintertag sinken Sie tiefer und tiefer in das wohlig, warme Wasser Ihrer Badewanne

*Ich zähle langsam von Fünf bis Eins rückwärts. Wenn ich bei Eins angekommen bin, werde ich vollkommen ruhig und entspannt sein. – Ich atme ruhig und tief. – [Stellen Sie sich jetzt das gewählte Bild mit angenehmem Körpergefühl vor.] – Fünf. – . – Vier. – . – Drei. – . – Zwei. – . – Eins. –*

Es folgt die Bearbeitung der Angstsituation mit Anwendung des Ankers in der beschriebenen Weise. Bei der Ausleitung der Trance wird auch rückwärts gezählt.

*Gut. – Ich zähle jetzt von Fünf bis Eins. – Wenn ich bei Eins angekommen bin, bin ich erfrischt und wach. – Fünf. – Langsam komme ich in mein Alltagsbewusstsein zurück. – Vier. – Ich steige aus meinem Inneren empor. – Drei. – Ich komme immer mehr an die Oberfläche. – Zwei. – Ich werde immer wacher, werde mich aber später an alles erinnern können. – Eins. – Nun bin ich wieder völlig wach. Ich fühle mich erfrischt und bin wieder ganz in meinem Alltagsbewusstsein.*

Selbst wenn Sie nach einiger Zeit sehr routiniert sind, machen Sie immer eine ordentliche Ausleitung. Sie können auf die Trance-Induktion nicht verzichten, weil der Übergang in einen anderen Bewusstseinszustand erfolgen muss. Wie Sie diesen Ruhezustand erlangen, ist allerdings Nebensache. Die hier vorgestellten Methoden sind nur Vorschläge. Aber genauso wichtig ist es, den Zustand der Trance eindeutig und in Ruhe zu beenden, damit sich Ihr System in angemessener Weise umstellen kann.

# Fallbeispiel Restangst

*E*ine Klientin kam zu mir, die ihre Angstliste abgearbeitet hatte und noch immer ein leichtes Unbehagen verspürte. In der Hypnose entwickelte sich folgender Dialog:

T »Wenn sie ihre Aufmerksamkeit jetzt noch einmal auf ihr Unbehagen lenken, was nehmen sie wahr?«

K »Ich spüre, dass ich noch immer eine Restangst habe.«

T »Worin besteht diese Restangst genau. Wie können sie sie wahrnehmen?«

K »Sie sitzt im Bauch.«

T »Hat sie eine Gestalt?«

K »Es ist ein Tier.«

T »Wie sieht das Tier denn aus?«

K »Es ist ein zottiges Tier. Eigentlich ist es ganz niedlich.«

T »Könnten sie mit dem Tier sprechen?«

K »Ich kann es ja mal versuchen.«

T »Wie wäre es, wenn sie sich zunächst einmal bei dem Tier bedanken, dass es sie immer so gut beschützt?«

K »Ja, das mache ich.«

*[kleine Pause]*

T »Und jetzt, antwortet es?«

K »Es sagt: keine Ursache.« *[Klientin muss lachen.]*

T »Sie lachen ja. Gibt es etwas Witziges?«

K »Das Tier ist wirklich niedlich, und wie es ganz ernst sagt: keine Ursache.«

T »Wie wäre es, wenn sie es jetzt mal fragen, warum es manchmal so überreagiert. Sie wissen, welche Situationen ich meine.«

K »Ja, mache ich.« *[Kleine Pause]* »Es sagt: Weil ich dich doch beschützen will.«

T »Vielleicht könnten sie mit ihrem Tier einen Pakt schließen: Wenn sie es wirklich brauchen, sagen sie ihm Bescheid und es ist dann auch ganz schnell da. Wenn sie es aber nicht benötigen, kann es einfach in seiner Höhle bleiben und weiterschlummern.«

K »Ja, das werde ich jetzt mal vorschlagen.« *[Sie schweigt eine Weile, dann sagt sie:]* »Ich hab's ihm gesagt.«

T »Und, wie lautet die Antwort?«

K »Es ist zufrieden und fühlt sich wohl.«

Am folgenden Tag saßen wir zum Abschluss unseres Flugangst-Seminars im Flugzeug. Natürlich behielt ich sie im Auge und bemerkte, dass sie öfter in sich hineinlauschte. Ich sprach sie daraufhin an und sie sagte: »Sie wissen ja, dass ich schon einige Zeit nicht mehr geflogen bin. Bei früheren Flügen bin ich vor Angst verrückt geworden. Ich kann noch gar nicht glauben, dass ich hier so entspannt sitze. Jedes Mal, wenn die altgewohnte Angst hochkommt, rede ich mit meinem Tier. Ich sage ihm: Keine Gefahr, schlaf ruhig weiter.«

## Mit der Angst sprechen

Im Fallbeispiel Restangst habe ich mit der Klientin einen Dialog über Ihre Angst geführt. Das ist eine gute Methode, der Angst die Kraft zu nehmen. Sie können auch selbst mit Ihrer Angst ein Gespräch führen. Dabei können Sie leise oder auch laut sprechen.

Versetzen Sie sich in den entspannten Zustand einer Trance und begeben sich gedanklich in die Angst auslösende Situation hinein. Bleiben Sie in der Situation, bis sich das entsprechende Gefühl einstellt.

▶ Taucht die Angst in Form einer Gestalt auf? Nehmen Sie sich die Zeit, bis Ihnen Ihr Unterbewusstsein etwas ›schickt‹. Was für eine Form ist es? Vielleicht ein Tier oder beispielsweise ein Teufelchen?

▶ Reden Sie mit Ihrer Angst beziehungsweise der Gestalt. Fragen Sie etwa:
a: Was willst du von mir?
b: Warum hältst du mich davon ab,... *[zum Beispiel ein Flugzeug zu besteigen]*
c: In bestimmten Situationen überreagierst du. Du machst mehr, als nötig wäre. Warum tust du das?

▶ Ich bin dir sehr dankbar, dass du mich in wirklich gefährlichen Situationen vor Schaden schützt und bewahrst. *[Bedanken Sie sich bei Ihrer Angst.]*

▶ Schließen Sie einen Pakt mit Ihrer Angst: In wirklich gefährlichen Situationen ist es nach wie vor wichtig, dass du bei mir bist und mich vor Schaden bewahrst. In anderen Situationen (zum Beispiel die Punkte der Angstliste) wäre es schön, wenn wir erst einmal drüber reden könnten. Wenn wieder eine Situation auftaucht, in der du leicht überreagieren könntest, lass sie uns erst überprüfen und dann entscheiden.

Natürlich müssen Sie nicht die exakten Worte benutzen. Dies ist keine Vorgabe, der Sie genau folgen müssen. Es sollen nur Anhaltspunkte sein, wie Ihr Gespräch mit der Angst ablaufen könnte.

# Autosuggestion

Bei der Autosuggestion wird ein Phänomen genutzt, dass jeder kennt. Stellen Sie sich nur eine Prüfungssituation vor. Man sitzt im Warteraum oder auf dem Gang vor dem Prüfungszimmer und im Kopf läuft etwas ab, das etwa so klingen könnte: »Ich habe mich gut vorbereitet, aber da drinnen wird mir das nichts nützen. Ich werde dasitzen und nicht antworten können. Die Prüfer werden mich alle anstarren. Mein Mund wird trocken sein und meine Hände werden zittern. Mir wird übel werden. Ich falle bestimmt durch.« Meist stellen sich dazu auch körperliche Reaktionen ein wie zittrige Hände, fahles Gesicht, kalter Schweiß und so weiter.

Der Prüfling malt sich *vorher* aus, wie es *nachher* sein wird. Dabei stellt er fest, dass er schon jetzt körperliche Symptome entwickelt. Ihm ist schon jetzt übel und seine Hände zittern schon jetzt, obwohl *jetzt* ja noch kein Grund dafür vorliegt.

Jemand mit Flugangst malt sich aus: »Mir wird bestimmt wieder schlecht. Wir werden ganz schreckliche Turbulenzen haben. Das Flugzeug wird hin und her schaukeln, und ich werde solche Angst haben.«

Dabei wird ihm schon *jetzt* schlecht und sein Herz rast schon *jetzt*.

Obwohl wir tatsächlich noch gar nicht in der Angst auslösenden Situation sind, treten trotzdem körperliche Reaktionen auf. Für den Körper ist also nicht relevant, ob die Situation bereits eingetreten ist, sondern nur, was sich das Gehirn ausmalt. Jeder, der sich eine Situation im vorhinein negativ ausmalen kann, kann sich die Situation natürlich auch positiv vorstellen.

Das nutzen auch Leistungssportler, um sich auf einen Wettbewerb vorzubereiten. Ein Hochspringer zum Beispiel versetzt sich in einen ruhigen Zustand, ähnlich wie bei der Selbsthypnose, und dann geht der den gesamten Ablauf eines Sprungs Schritt für Schritt durch, steht am Start, wippt in den Knien, springt an, läuft los, zieht mit großen Schritten einen leichten Bogen, schnellt sich rücklings hoch, kommt mit dem Kopf über die Latte, hebt das Becken und die Beine und hat seinen Traumwert von zwei Meter zwölf oder was auch immer er sich vornimmt geschafft. Er fällt auf die Matte und spürt das Glücksgefühl. Geschafft. Geschafft! Diese Übung macht er so oft es nur geht. Er bereitet damit Körper und Geist auf den Sprung und das Glücksgefühl vor. Deshalb ist er auch mental in Topform, wenn es zum Wettkampf kommt.

Eine Unterstützung bietet die **Kinotechnik**. Setzen oder legen Sie sich hin und schließen die Augen.

Atmen Sie ein paar Mal ruhig ein und aus. Sie können auch die Trance-Induktion durchführen. Dann stellen Sie sich vor, wie Sie in einem Kino sitzen. Genießen Sie den bequemen Sessel, auf dem Sie Platz genommen haben. Sie sehen auf die Leinwand, aber heute sind Sie der Regisseur und bestimmen, was zu sehen ist. Sie sehen eine Person, die sich in genau der Situation befindet, die bei Ihnen Ängste auslöst. Und diese Person verhält sich so, wie Sie sich gern verhalten würden. Malen Sie sich sehr genau aus, wie sich die Person verhält. Wie ist ihre Haltung? Ihr Gesichtsausdruck? Wie bewegt sie sich? Wie begegnet sie anderen Personen? Wie spricht sie? Wie fühlt sie sich? Was riecht sie? Was schmeckt sie? Wie fühlt sich ihr Körper an? Wie wird sie von anderen wahrgenommen? Wie ist ihr Herzschlag? Ihre Atmung? Stellen Sie sich alle Einzelheiten so intensiv wie nur möglich vor.

Wenn Sie diese Übung ein paar Mal gemacht haben, können Sie eine weitere Stufe gehen. Machen Sie alles wie zuvor: zur Ruhe kommen, den Film starten, die Person beobachten, die alles genau so macht, wie Sie es gern machen würden. Stellen Sie sich alle Einzelheiten so intensiv wie möglich vor, und dann stellen Sie sich vor, wie Sie aufstehen, zu der Person hingehen und in sie hineinschlüpfen. Stellen Sie sich vor, wie Sie mit der Person eins werden. Werden Sie sich klar, dass Sie diese Person sind. Sie fühlen, denken und verhalten sich ganz genau so, wie diese Person. Bemerken Sie, dass sich Ihr Fühlen, Denken und Verhalten ändert. Kosten Sie das aus! – Dann kehren Sie gedanklich in Ihre Alltagssituation zurück. Spüren Sie in sich hinein, wie sich Ihr Fühlen und Denken verändert hat, wenn Sie jetzt an Ihre Angstsituation denken.

Eine andere Form der Autosuggestion ist die **Umdeutung.** Beim Fallbeispiel Fahrstuhl haben wir sie schon kurz kennen gelernt. Die Methode besteht darin, die mit einer Angst auslösenden Situation verbundenen negativen Assoziationen durch angenehme zu ersetzen.

Nehmen wir an, Turbulenzen wären Ihnen besonders unangenehm oder würden sogar Ängste auslösen. Klären Sie zunächst, was Turbulenzen für Sie sind. Sie können sie als Schaukeln betrachten, als Auf und Ab. Dann suchen Sie nach anderen Zusammenhängen, in denen Sie Schaukeln oder Auf und Ab schon erlebt und als angenehm empfunden haben, zum Beispiel als Kind auf einem Schaukelpferd oder im Karussell, auf der Kirmes, auf dem Spielplatz, auf einer Gartenschaukel. Im Fallbeispiel Fahrstuhl habe ich die Klientin gefragt, wann sie es als angenehm empfinden würde, wenn eine Tür geschlossen wird. Und sie hat geantwortet: »Wenn ich abends nach Hause komme.«

Gehen Sie gedanklich in diese angenehme Situation hinein, visualisieren Sie das angenehme Gefühl. Spüren Sie ihm nach. Oder verwenden Sie die Autosuggestion, um sich in die angenehme Situation hineinzuversetzen. Stellen Sie sich vor, wie Sie damals im Garten der Großeltern auf der Schaukel gesessen haben. Wie die Sonne schien und durch die Zweige der Obstbäume blitzte. Wie der laue Wind Ihre Arme und Beine streichelte. Wie Sie sich geborgen gefühlt haben. Und wie der Großvater die Schaukel angestoßen hat. Wie Sie hin und her geschwungen sind und sich so frei gefühlt haben. Wie die Vögel gezwitschert haben und Sie immer höher geflogen sind, in den Himmel, zur Sonne. Ihre Haare flogen im Wind und Sie haben vor Freude gequietscht.

Nehmen Sie dieses Gefühl von Geborgenheit und Freiheit verbunden mit dem hin und her schaukeln tief in sich auf. Nehmen Sie es mit und gehen nun in die Situation, in der Sie in einem Flugzeug sitzen, das von Turbulenzen hin und her geschaukelt wird. Das Flugzeug ist genauso sicher wie Ihre Kinderschaukel. Fühlen Sie die Geborgenheit und Freiheit.

Wenn die Demonstration der Sicherheitseinrichtungen bei Ihnen Angst auslöst, könnten Sie sich an einen Vortrag erinnern, der besonders interessant war. Wenn es sich für Sie problematisch darstellt, Ihren Platz im Flugzeug aufzusuchen, erinnern Sie sich an Ihren letzten Kinobesuch. Falls Sie die Nacht vor dem Flug ängstigt, erinnern Sie sich an die Nacht vor einen freudigen Ereignis, beispielsweise als Kind vor dem Heiligen Abend, wo Sie vor freudiger Spannung nicht einschlafen konnten und immer nur an das lange gewünschte Spielzeug dachten.

Wenn Sie nur etwas nachdenken, werden Sie einen angenehmen Zusammenhang finden, auch wenn es zunächst unmöglich aussieht. Nehmen wir an, das Eintauchen in die Wolken bei der Landung bereitet Ihnen Schwierigkeiten. Zunächst denken Sie vielleicht, da gibt es keine vergleichbare Situation, die ich als positiv erlebt haben. Nicht so vorschnell! Das Flugzeug taucht in die Wolken ein. Eintauchen. Eintauchen. Fühlen Sie, was eintauchen bedeutet, wie Ihr Körper eintaucht. Und dann erinnern Sie sich an diesen furchtbaren Tag, an dem alles schief ging und obendrein ein Kunde ausfallend wurde. Als Sie nach Hause fahren wollten, regnete es in Strömen und der Scheibenwischer Ihres Autos funktionierte nicht. Sie mussten ein Taxi rufen. Als Sie endlich müde und erschöpft zuhause waren, ließen Sie sich ein Bad einlaufen. Und dann endlich konnten Sie in dieses wunderbare warme Wasser eintauchen, das nach dem neuen, köstlichen Badeöl duftete...

# Progressive Muskelentspannung

Der amerikanische Arzt und Physiologe Edmund Jacobson (1888–1983) hat das Biofeedback entwickelt und eine Entspannungsmethode, die er *Progressiv Muscular Relaxation* (PMR, progressive Muskelentspannung) genannt hat. Dabei werden einzelne Muskelpartien in einer bestimmten Reihenfolge willentlich angespannt, die Spannung wird kurz gehalten und dann gelöst. Dadurch wird die Durchblutung gefördert und verspannte Muskeln werden angeregt zu entspannen. Der Übenden richtet seine Aufmerksamkeit auf den Wechsel zwischen Anspannung und Entspannung und darauf, welche Empfindungen von den unterschiedlichen Zuständen ausgelöst werden.

Dieses Verfahren kann auch bei Flugangst gut eingesetzt werden. Ein Zustand von Angst ist immer auch von einer muskulären Anspannung begleitet. Achten Sie bei Ihrem nächsten Zahnarztbesuch einmal darauf. Legen Sie sich auf den Behandlungsstuhl und entspannen Ihren ganzen Körper. Jeder Muskel ist ganz gelöst. Dann beginnt der Zahnarzt mit seiner Arbeit. Ihre Aufmerksamkeit wandert spontan zur Mundhöhle. Wenn Sie das bemerken und Ihre Aufmerksamkeit wieder in den Körper lenken, werden Sie feststellen, dass bestimmte Muskeln angespannt sind, beispielsweise im Bein oder im Gesäß, obwohl Sie überhaupt nicht gebraucht werden, denn Sie liegen ja. Lösen Sie diese Muskeln. Das ist das Beste, was Sie in der Situation für sich tun können.

Sie können die Progressive Muskelentspannung auch statt der selbstinduzierten Trance einsetzen, wenn Sie Ihre Angstliste abarbeiten. Das Vorgehen ist ganz genau so, wie dort beschrieben. Die PRM kann auch gut in einer akuten Angstsituation eingesetzt werden, wenn Sie beispielsweise in der Maschine auf Ihrem Platz sitzen, können Sie die Flugzeit überbrücken, indem Sie die Progressive Muskelentspannung durchführen. Bevor Sie die Methode anwenden, stellen Sie bitte sicher, dass keine medizinische Gründe dagegen sprechen. Im Zweifelsfall fragen Sie Ihren Arzt.

Um den Ablauf zu lernen, nehmen Sie den folgenden Text auf und spielen ihn sich vor oder bitten jemanden, die Übung mit Ihnen durchzuführen.

Nehmen Sie sich etwa zwanzig bis dreißig Minuten Zeit. Sie können liegen oder sitzen. Weitere Vorkehrungen sind nicht notwendig. Zwischen den einzelnen Schritten lassen Sie eine kleine Weile verstreichen und spüren die Wärme und Entspannung in den jeweiligen Muskeln.

*Ich atme tief ein. Ich atme tief aus, vielleicht mit einem tiefen Seufzer. Ich atme tief ein. Und wieder tief aus. Und noch einmal tief ein – und wieder aus. Ich schließe die Augen. Alle Geräusche um mich herum sind gleich-gültig.*

*Ich balle die rechte Faust und zähle langsam: eins, zwei, drei, vier, fünf. Jetzt lasse ich die Spannung los. Ich genieße das Gefühl der Entspannung.*

*Ich balle die linke Faust, zähle langsam: eins, zwei, drei, vier, fünf und lasse wieder los. Ich spüre die Wärme, die durch meine Hände fließt.*

*Ich spanne beide Oberarmmuskeln an. Ich beuge dabei die Unterarme so, dass sie im rechten Winkel zum Oberarm stehen und zähle: eins, zwei, drei, vier, fünf – und lasse los.*

*Ich spanne beide Unterarmmuskeln an, indem ich die Handflächen flach auf die Unterlage drücke und zähle: eins, zwei, drei, vier, fünf – und lasse los. Ich fühle die Wärme in meinen Armen. Ich genieße die Entspannung und Wärme in meinen Armen.*

*Ich runzele die Stirn. Ich öffne die Augen dabei g-a-n-z weit. Ich ziehe die Augenbrauen so hoch, dass dabei Querfalten auf der Stirn entstehen und zähle: eins, zwei, drei, vier, fünf – und lasse los.*

*Ich ziehe die Augenbrauen zusammen, so dass eine senkrechte Falte über der Nase entsteht und zähle: eins, zwei, drei, vier, fünf – und lasse los.*

*Ich kneife die Augen ganz fest zusammen und zähle: eins, zwei, drei, vier, fünf – und lasse los.*

*Ich presse die Lippen aufeinander, ohne die Zähne zusammenzubeißen, und zähle: eins, zwei, drei, vier, fünf – und lasse los.*

*Ich drücke die Zunge gegen den Gaumen und zähle: eins, zwei, drei, vier, fünf – und lasse los.*

*Jetzt beiße ich die Zähne zusammen und zähle: eins, zwei, drei, vier, fünf – und lasse los. Ich spüre die Wärme, die meinen Kopfbereich durchströmt, und genieße die Entspannung.*

*Ich drücke meinen Nacken fest gegen die Unterlage (im Sitzen nach hinten), und zähle: eins, zwei, drei, vier, fünf – und lasse los.*

*Ich hebe den Kopf etwas nach oben und drücke das Kinn fest auf die Brust und zähle: eins, zwei, drei, vier, fünf – und lasse los.*

*Ich ziehe beide Schultern hoch bis zu den Ohren und zähle: eins, zwei, drei, vier, fünf – und lasse los.*

*Ich drücke die Schulterblätter zur Wirbelsäule hin zusammen und zähle: eins, zwei, drei, vier, fünf – und lasse los, entspanne und spüre, wie gut das tut.*

*Ich atme tief ein, so dass sich der Brustkorb wölbt. Ich halte den Brustkorb so gewölbt und atme nur flach weiter, und zähle: eins, zwei, drei, vier, fünf – und entspanne.*

*Ich drücke den Bauch heraus und halte das so. Dabei atme ich weiter und zähle: eins, zwei, drei, vier, fünf – und jetzt lasse ich den Bauch los und entspanne.*

In Liegeposition: *Ich hebe das Gesäß vom Boden ab, mache ein Hohlkreuz und zähle: eins, zwei, drei, vier, fünf – und lasse los und spüre die Wärme und Entspannung.*

In Sitzposition: *Ich spanne meine Gesäßmuskeln an und zähle: eins, zwei, drei, vier, fünf – und lasse los und spüre die Wärme und Entspannung.*

In Liegeposition: *Ich ziehe die Beine an und stelle sie auf. Dann spanne ich meine Oberschenkel an und zähle: eins, zwei, drei, vier, fünf – und lasse los.*

In Sitzposition: *Ich spanne meine Oberschenkel an, indem ich so tue, als ob ich mit meinen Knien etwas wegdrücken will und zähle: eins, zwei, drei, vier, fünf – und lasse los.*

*Ich spanne die Unterschenkel an, indem ich meine Füße nach unten drücke, und zähle: eins, zwei, drei, vier, fünf – und lasse los.*

*Ich bleibe noch einige Minuten ganz ruhig liegen (oder sitzen) und genieße die Entspannung. Ich gehe in Gedanken noch einmal alle Muskelgruppen durch und lockere sie weiter. Ich frage mich: Gibt es noch Anspannung im Schulterbereich? Fühle ich noch Anspannung im Gesäßbereich? Fühle ich noch irgendwo in meinem Körper Anspannung?*

*Ich zähle: fünf, vier, drei, zwei, eins. Bei eins sage ich mir: Ich fühle mich wohl und erfrischt, hellwach und ruhig; und stehe auf.*

## Visualisierung

Im Werbespot eines Baumarktes steht ein Mann in einem abbruchreifen Haus. Die Kamera schwenkt durch die Räume: herabhängende Tapeten, das Waschbecken halb abgerissen, der Fußboden aufgeschlagen. Der Mann steht da und stellt sich *vor*, wie es ist, wenn er alles repariert hat. Er steht singend unter der Dusche, hört das Glucksen der Kaffeemaschine, sieht das hergerichtete Wohnzimmer. Er tut so, als ob, und fühlt sich wohl. Er fühlt bereits *jetzt,* wie es sich *anfühlen wird*. Es folgt der Slogan: Wenn du's dir vorstellen kannst, kannst du's auch machen.

Das ist Visualisierung. Man stellt sich einen erwünschten Zustand sehr intensiv vor, indem man sich ihn in allen Details ausmalt und dabei die damit verbundenen angenehmen Empfindungen wahrnimmt. Wenn wir einen Film sehen, haben wir auch Angst, obwohl wir ganz bequem auf dem Sofa sitzen. Dem Gehirn ist es ganz gleich, ob eine Situation real ist oder ›nur‹ vorgestellt, ein-gebildet. Die emotionalen Reaktionen sind in beiden Fällen gleich.

Diesen Effekt können Sie auch auf Angst auslösende Situationen beim Fliegen anwenden. Üben Sie das

Visualisieren zunächst im alltäglichen Rahmen: Wenn Sie einen Haufen Arbeit auf dem Schreibtisch liegen haben und völlig genervt sind und Ihr Chef auch noch drängelt, wann denn endlich das Angebot fertig ist, machen Sie eine kleine Entspannungspause, dann geht es hinterher um so flotter weiter.

Sehen Sie sich zu Hause in Ihrem bequemen Sessel sitzen. Spüren Sie die körperliche Entspannung. Eine Tasse Kaffee steht neben Ihnen und riecht so gut. Sie nehmen im Geiste einen Schluck und schmecken das köstliche Aroma. Der Duft Ihres Lieblingsessens weht aus der Küche herüber. Fühlen Sie den weichen Sessels, in dem Sie sitzen. Fühlen Sie die wohlige Gelöstheit. Lächeln Sie und genießen den Augenblick.

Allein beim Lesen dieser Zeilen können Sie schon eine gewisse Entspannung spüren. Wir tun nur so als ob, doch unser Gehirn kann das nicht unterscheiden und setzt die Bilder in entsprechende Empfindungen um. Sie haben das Feierabendgefühl, obwohl noch gar nicht Feierabend ist.

Wenn Sie das Visualisieren beherrschen, können Sie es auch in einer Angst auslösenden Situation einsetzen. Wenn Sie sich beispielsweise immer beim Startvorgang elend fühlen, dann malen Sie sich aus, wie Sie sich statt dessen fühlen wollen. Wollen Sie sich entspannt und ruhig fühlen? Wollen Sie in der Vorfreude auf den bevorstehenden Urlaub schwelgen? Oder wollen Sie den Rausch der Geschwindigkeit auskosten?

Visualisieren Sie, wie Sie auf Ihrem Platz im Flugzeug sitzen. Gleich geht es los. Sie sind in freudiger Erwartung. Ihr Atem ist ruhig und regelmäßig. Das Flugzeug beschleunigt. Fühlen Sie, wie Sie in den Sitz gedrückt werden. Fühlen Sie die Freude an der zunehmenden Geschwindigkeit. Sehen Sie aus dem Fenster, wie alles vorbeirauscht. Sie hören die Kraft der Turbinen. Das ist Ihre Kraft. Die Geschwindigkeit steigt weiter und Sie spüren, dass der Moment kommt. Sie spüren ein leichtes Vibrieren und dann – heben Sie ab und alles wird leicht, ganz leicht. Sie schweben. Freiheit.

Üben Sie diese Visualisierung mehrmals vor Ihrem Flug und wenn Sie dann in der realen Situation sind, lassen Sie genau diesen Film ablaufen.

## *Fallbeispiel Kontrolle*

Frau B., 52 Jahre alt, fliegt zwar mehrmals im Jahr, jedoch alles andere als entspannt. »Ich verstehe nicht, wie manche Leute im Flugzeug schlafen können«, sagte sie. »Was tun *Sie* denn«, entgegne ich. »Naja, ich achte auf jedes Geräusch. Ich beobachte die Stewardessen, was die zum Beispiel für ein Gesicht machen. Wenn Sie lächeln und der Service läuft ohne Probleme, geht es einigermaßen. Wenn die Stewardess aber irgendwie komisch guckt, frage ich mich sofort, ob irgendwas nicht in Ordnung ist, ob Gefahr besteht. Am schlimmsten ist es nachts. Ich würde nie auf die Idee kommen einzuschlafen. Könnte ich auch gar nicht. Ich stehe die ganze Zeit unter Anspannung. Nachts achte ich besonders auf Geräusche. Und auf Feuer. Ich muss die ganze Zeit darauf achten, dass es auch ja nicht komisch riecht«.

Ich scherze: »Bezahlt Ihnen die Fluggesellschaft eigentlich etwas dafür, dass Sie die ganze Zeit aufpassen?« Ich entlocke ihr ein Lächeln. »Aber Spaß beiseite. Sie machen sich vom Gesichtsausdruck der Stewardess abhängig? Was ist, wenn sie gerade Ärger mit ihrem Freund hatte? Oder vielleicht einfach nur müde ist?« – »Ich weiß, worauf sie hinaus wollen.«

»So, worauf denn?«, frage ich scheinbar arglos. »Ich interpretiere«, sagt sie.

»Ganz genau«, entgegne ich. »und Sie nehmen dass, was Sie *nur* interpretieren, als Wahrheit. Was tun Sie außerdem?«, frage ich weiter. »Ich mache den Job von anderen. Ich traue dem Bordpersonal nicht zu, dass sie ihre Aufgaben vernünftig erledigen.«

»Ganz genau«, antwortete ich. Ich weiß, dass Frau B. als Buchhalterin arbeitet. »Wie würden Sie empfinden, wenn man Sie in Ihrem Beruf permanent kontrollieren würde? Wenn man Ihnen nicht zutraute, dass Sie Ihren Job gut machen? Schließlich haben Sie doch gelernt, was Sie tagtäglich tun, oder?«, frage ich sie. »Wie verhält es sich, wenn Sie Aufgaben delegieren?« – »Ich kann schlecht delegieren.«

»Und warum nicht?«, frage ich weiter. »Weil ich alles am liebsten selbst mache.«

»Was denken Sie diesbezüglich?« Sie stutzt für einen kurzen Moment. »Darüber habe ich mir noch keine Gedanken gemacht.«

»Dann tun Sie das jetzt bitte mal.« Sie überlegt: »Ich glaube, dass ist etwas, was ich einfach übernommen habe. Ich habe das so gelernt. Mach es lieber selbst, dann weißt du, dass es gut wird. Wenn ich es mir recht überlege, mache ich das im Kollegenkreis auch so. Auch kleinere Aufgabe, die andere gut erledigen könnten und auch müssten, erledige ich selbst. Obwohl ich weiß, dass ich damit oftmals unter Zeitdruck gerate und mir selbst Stress mache.«

»Was geschieht, wenn Sie anderen nichts zutrauen? Ist es nicht auch so, dass Sie Ihren Kollegen die Chance nehmen, zu wachsen und auch beweisen zu können, dass auch sie Aufgaben erledigen können? Was könnten Sie stattdessen tun?« Sie schaut mich zögerlich an. Schließlich sagt sie: »Versuchen, anderen die Gelegenheit zu geben, zu lernen«.

Dieses Fallbeispiel soll Sie anregen, sich zu überlegen, wie Sie mit diesen Themen im täglichen Leben umgehen. Zieht sich da etwas wie ein roter Faden durch Ihren Alltag? Haben Sie beispielsweise Probleme, mal etwas laufen zu lassen, nicht unbedingt immer über alles Kontrolle haben zu müssen? Können

Sie Aufgaben abgeben, in dem Vertrauen, dass der Andere es schon machen wird? Oder machen Sie doch gerne alles selbst?

## *Fallbeispiel Vertrauen*

»Ich kann nicht vertrauen«, meinte Frau C. »Ich bin schon so oft enttäuscht worden. *Ich warte förmlich darauf*, dass mich andere Menschen betrügen und nur ihren eigenen Vorteil durchsetzen. Wie sollte ich da den Piloten vertrauen? Schließlich kenne ich die ja gar nicht.«

Frau C. hat im Alltag wenig bis gar kein Vertrauen. Sie misstraut ihrem Mann: »Ich glaube nicht, dass er so viele Überstunden machen muss.« Sie unterstellt ihrem Vermieter, dass er sie bei der Nebenkostenabrechnung übervorteilt. Sie misstraut ihrer besten Freundin, wenn sie ihr Komplimente wegen ihres Aussehens macht: »Das sagt die nur so, das stimmt überhaupt nicht.«

Heute wartet Frau C. förmlich darauf, dass andere Menschen sie betrügen, um sich selbst zu bestätigen, dass ihr Misstrauen mal wieder berechtigt war. Im täglichen Miteinander ist es schwer, jemandem gerecht zu werden, der misstraut, weil er hinter jeder

Kleinigkeit oder Zufälligkeit gleich etwas vermutet. Frau C. hat sich als Lebenskonzept zurechtgelegt: Trau keinem, dann wirst du auch nicht enttäuscht. Dabei sieht sie nicht den Widerspruch, denn obwohl sie niemandem traut, wird sie gleichwohl immer wieder enttäuscht. Oder wird sie enttäuscht, gerade weil sie niemandem traut?

Die Erfahrung, dass es besser ist, niemandem zu trauen, hat sie seit ihrer frühesten Kindheit immer wieder gemacht. Ein gesundes Urvertrauen bildet sich normalerweise im ersten Lebensjahr. Das hilflose Baby erfährt durch seine Mutter oder Bezugsperson ein liebevolles und verlässliches Verhalten. Daran entwickelt sich sein Urvertrauen. Wenn ich wenige Monate alt bin, kann ich nur durch schreien auf mich aufmerksam machen. Kommt dann jemand und tröstet mich oder beschäftigt sich mit mir, ist alles gut. Doch wenn nicht, lernt das Kind: Ich bin auf mich allein gestellt. Dann kann sich Urvertrauen nur schwerlich entwickeln.

## *Fallbeispiel Schuldgefühl*

Frau L. war bis vor wenigen Jahren alleinerziehend. Nun hat sie einen netten Mann kennen gelernt, mit dem sie eine wirklich gute Beziehung führt. Dieser Mann ist so ganz anders als ihr geschiedener Mann. In der Zeit nach der Trennung hatte sie ihrer Tochter gegenüber oft Schuldgefühle. Finanziell steht es nicht zum Besten. Sie muss voll arbeiten, um über die Runden zu kommen. Für die damals Achtjährige bleibt wenig Zeit. Sie hat auch Schuldgefühle, weil sie das Mädchen so oft allein lassen muss.

Der leibliche Vater kümmert sich kaum um sein Kind, alles bleibt an Frau L. hängen. Der neue Partner hingegen kümmert sich rührend um Frau L. und ihre Tochter. Er unternimmt viel mit den beiden. Beruflich muss er oft verreisen und lädt Frau L. immer ein, ihn zu begleiten. Doch leider hat Frau L. eine Flugangst entwickelt.

Unbewusst pflegt sie das schlechte Gewissen ihrer Tochter gegenüber: »Ich kann sie doch nicht schon wieder alleine lassen.« Mittlerweile ist die Tochter allerdings 16 Jahre alt und durchaus selbständig und verantwortungsbewusst. Für ihre Mutter ist sie jedoch immer noch ihr kleines Kind. Hier kommen die alten Schuldgefühle hoch. Schuldgefühle, weil sie ihre Tochter damals so oft alleine lassen musste, und die mangelnde Aufarbeitung ihrer früheren Beziehung. Die Wut auf ihren früheren Mann, der die Familie verlassen hat ist, zu einer geballten Ladung geworden, die sich in ihrer Flugangst äußert. In unserem Gespräch sagte sie: »Ich erkenne jetzt, dass ich mich mit jeder Meile, die das Flugzeug zurücklegt, von meiner Tochter entferne, und alles kommt wieder hoch. Ich darf kein Vergnügen empfinden.«

Innere Konflikten spiegeln sich in der Flugangst wieder. Betrachten Sie die Themen, die Ihnen im täglichen Leben Schwierigkeiten bereiten und schauen sie, ob und wie sie sich etwas in der Flugangst verkleiden.

## *Praktische Tipps*

Passagiere mit Flugangst fragen mich oft an Bord: »Was kann ich tun? Gibt es Hilfsmittel, die ich einsetzen kann?« Nachfolgend habe ich ein paar zusammengestellt.

### Bewertung

Achten Sie auf Ihre Bewertungen. Lassen Sie die Möglichkeit zu, dass etwas anders sein könnte, als es Ihnen erscheint. Die Miene der Flugbegleiterin bedeutet nicht, dass ein Triebwerk ausgefallen ist, es bedeutet, dass sie schlecht geschlafen hat oder sich sonst wie nicht gut fühlt. Überprüfen Sie, was Sie bewerten.

### Hintergrundwissen

Betrachten Sie eine Angst auslösende Situation und fragen sich, ob Sie die technischen Einzelheiten wirklich verstehen. Beschäftigen Sie sich damit. Schlagen Sie nach, fragen Sie nach, um zu sehen, wie viel Grund es tatsächlich für Ihre Ängste gibt oder ob die Angst entsteht, weil Sie sich unwissend etwas ausmalen.

### Den übernächsten Schritt vor dem nächsten tun

»Ich bekomme Angst, wenn ich das Flughafengebäude betrete.« Das Flughafengebäude ist an sich ein neutraler Ort, ein öffentliches Gebäude. In der Vorstellung wird es aber zum ›Höllenschlund‹, wo alle Angst ihren Anfang findet. Betroffene verlagern oft die Angstreaktion vor die eigentliche Angst auslösende Situation, sie machen den übernächsten Schritt vor dem nächsten.

Was können Sie tun? Halten Sie sich vor Augen, dass das Gebäude ein neutraler Ort ist. Sagen Sie sich: »Stop! Was tue ich hier gerade?« Fragen Sie sich, ob dies denn schon die problematische Situation ist. Oder ist es nur ein Schritt auf dem Weg dorthin? Betrachten Sie die Schritte als neutral. Vergegenwärtigen Sie sich, was die wirklich schwierige Situation für Sie ist und dass Sie sich mit Hilfe der Ratschläge aus diesem Buch gut darauf vorbereitet haben.
Sie können sich ein Hilfsmittel anfertigen. Nehmen Sie eine Karte oder ein stärkeres Papier und malen ein Stop-Schild darauf. Stecken Sie dieses Kärtchen ein, und wenn Sie merken, dass ›die Pferde mit Ihnen durchgehen‹, nehmen Sie es hervor und schauen es sich an.

### Neu konditionieren

Wenn Sie bereits beim Betreten des Flughafens Angst bekommen, obwohl die Angst auslösende Situation (noch) gar nicht eingetreten ist, haben Sie sich unbewusst selbst konditioniert. Der Ort oder das Gebäude, verbunden mit der Vorstellung, was auf Sie zukommt, wirkt als Auslöser für eine Konditionierung.
Was können Sie tun? Eine Konditionierung lässt sich nicht einfach wegdenken. Sie können aber die alte, unangenehme Konditionierung durch eine neue, angenehme ersetzen. Überlegen Sie sich etwas, was Sie gern tun oder haben, beispielsweise ein teures Parfum kaufen. Wenn Sie fliegen, kaufen Sie sich im Dutyfree Ihr Lieblingsparfum. Um die Wirkung schneller zu verankern, können Sie sich schon Tage vor dem Flug immer wieder vorstellen, wie Sie den Flughafen betreten, in das Geschäft gehen und Ihr Parfum kaufen. Spüren Sie die Vorfreude beim Betreten der Flughafenhalle! Richten Sie Ihre ganze Aufmerksamkeit auf das Parfum. Riechen Sie seinen Duft. Am Tag des Fluges kaufen Sie sich das Parfum. Wenn Sie das ein paar

Mal wiederholen, konditionieren Sie das Flughafengebäude mit angenehmen, erwartungsvollen Empfindungen. Der Duft des Parfums erinnert Sie zusätzlich daran.

Im übrigen konditioniert man so auch Hunde: Unerwünschtes Verhalten wird nicht bestraft, sondern erwünschtes Verhalten wird belohnt. Bei Erfolg gibt es ein Leckerli. Ich möchte Sie keinesfalls mit einem Hund vergleichen, aber ob Mensch oder Tier, der Lerneffekt ist der gleiche. Konditionierung heißt nichts anderes als lernen, und so, wie Sie früher gelernt haben, in einer bestimmten Situation Angst zu empfinden, lernen Sie neu, sich auf eine Situation zu freuen oder zumindest die Situation als neutral zu betrachten.

**Fokussieren**

In bestimmten Situationen, zum Beispiel bei Angst, fokussieren wir, das heißt, wie bei einem Fotoapparat der Fokus auf das Motiv eingestellt wird, verengen wir unsere Aufmerksamkeit auf das eine Element, das mit unserer Angst verbunden ist. Alles, was sonst noch drum herum ist, blenden wir aus. Deswegen hilft es, sein ›Objektiv auf Weitwinkel‹ zu stellen. Lassen Sie Ihre Aufmerksamkeit schweifen und betrachten bewusst, was um Sie herum sonst noch so passiert. Schauen Sie genau auf die Farben oder Muster von Kleidung oder Sitzen. Spüren Sie Ihre Kleidung, die Armbanduhr, die Schuhe, das Gewicht Ihres Gepäcks, den Druck der Sitzfläche, den Verschluss des Sicherheitsgurtes. Riechen Sie Ihr Parfum oder Rasierwasser, das Leder Ihrer Handtasche oder Brieftasche. Hören Sie die Gespräche um Sie herum, Ansagen, Musik. Schmecken Sie ein Bonbon, den Nachgeschmack des Kaffees, den Sie gerade getrunken haben. Nehmen Sie Ihre Umgebung mit allen Sinnen wahr und teilen in Kategorien ein: kalt, warm, laut, leise, hell, dunkel, glatt, rau, süß, sauer, salzig, bitter, rot, blau, gelb, grün.

**Angst oder Aufregung**

Die meisten fliegen nur selten. Wenn wir etwas Ungewohntes tun, sind wir mehr oder weniger erregt oder aufgeregt. Und meist geht der Flug in den Urlaub. Dann war bis zur Abreise viel zu erledigen: Koffer packen, Haustiere unterbringen, Blumen versorgen, Zeitungen abbestellen und so weiter. Am Flugtag muss man eventuell besonders früh aufzustehen, in der vorhergehenden Nacht hat man wenig geschlafen, kurzum der gewohnte Rhythmus ist gestört. Man fragt sich, wie es wohl am Urlaubsort sein wird, ob das Wetter schön ist und die Unterkunft den Vorstellungen entspricht. Es ist also ganz normal, vor einem Flug etwas aufgeregt zu sein. Also verwechseln Sie bitte diese Aufregung nicht mit Angst.

**Kleine Schritte**

Wenn Sie vor einem Flug ein ungutes Gefühl haben, dann gewöhnen Sie sich in kleinen Schritten an die Situation. Betrachten Sie anfangs vielleicht nur Bilder von Flugzeugen. Machen Sie später einen Ausflug zum Flughafen. Setzen Sie sich auf die Besucherterrasse und schauen den Maschinen beim Starten und Landen zu. Machen Sie eine Flughafenrundfahrt. Trinken Sie einen Kaffee in einem der Restaurants. Schauen Sie sich die Geschäfte an. Tun Sie das gegebenenfalls mehrmals, bis es für Sie eine Normalität bekommt.
Entwerfen Sie einen Plan, welche einzelnen Schritte der Annäherung Sie machen wollen. Loben Sie sich ganz ausdrücklich für jeden erledigten Schritt. Sagen Sie es sich laut: »Ich bin stolz, dass ich diesen Schritt gemacht habe.« Streichen Sie den Schritt von Ihrer Liste. Halten Sie sich an die Schritte der Liste und bleiben so lange bei einem, bis er Ihnen nichts mehr ausmacht.
Bitte denken Sie daran, dass die Angst nur in Ihrem Kopf ist. Dies ist Ihr Weg und er führt durch Sie hindurch. Sie können

sich Rat und Hilfe holen, aber gehen müssen Sie den Weg selbst. Genauso, wie Sie niemand glücklich machen kann, das können nur Sie. Genauso kann Sie auch niemand von Ihrer Angst befreien.

## *Bordlexikon*

### Sicherheitseinrichtungen

Die Flugbegleitung demonstriert die Sicherheitseinrichtungen nicht, um die Passagiere damit zu unterhalten (oder zu erschrecken), sondern weil das Gesetz es vorschreibt. Es wird auf dem Flug auch keineswegs ein Absturz befürchtet, sondern es wird vor jedem Flug getan, weil es so Vorschrift ist.
Wenn während des Fluges die Anschnallzeichen angehen, ist das auch eine reine Vorsichtsmaßnahme. Es besteht die Möglichkeit, dass die Maschine in ein Turbulenzgebiet fliegt. Es ist dann Vorschrift, dass sich alle an Bord anschnallen. Der Service wird vorübergehend eingestellt, weil sich auch die Flugbegleiter anschnallen müssen. Sie befürchten vielleicht das Schlimmste, wenn sich sogar die Profis anschnallen, doch das ist aus Sicherheitsgründen notwendig. Bei Turbulenzen können Fliehkräfte entstehen und dabei besteht Verletzungsgefahr.

### Warum hört es sich kurz nach dem Start so an, als würden die Triebwerke abgestellt?

Die Triebwerke werden natürlich nicht abgestellt. Die Triebwerksleistung wird etwas reduziert, weil nicht mehr die volle Schubkraft benötigt wird wie beim Start. Übrigens: Selbst wenn alle Triebwerken ausfallen sollten, könnte man je nach Flughöhe noch etwa zweihundert Kilometer weit segeln. Ein Flugzeug fällt also nicht wie ein Stein vom Himmel.

### Was ist das für ein Geräusch kurz nach dem Start?

Wenn die Maschine in der Luft ist, wird das Fahrwerk eingefahren und der Fahrwerksschacht geschlossen. Die Türen des Fahrwerkschachtes sind etwa so groß wie Scheunentore und werden hydraulisch bewegt. Kurz danach, wenn das Flugzeug beschleunigt wurde, werden die Start- und Landeklappen eingefahren, wobei man wieder die hydraulischen Pumpen hört, die ein feines singendes Geräusch machen.

### Woher weiß der Pilot, wann er abheben muss?

Der Pilot bekommt vor dem Abflug ein sogenanntes Load- und Trimsheet, das ist ein Formular, das genau aufführt, wie viele Passagiere an Bord sind, welches Gewicht das Gepäck hat und wie es verteilt ist und wie viel Kerosin in den Tanks ist. So weiß er genau, wie schwer seine Maschine heute ist und wo sich der Schwerpunkt befindet und kann das Flugzeugs beim Start entsprechend trimmen. Mit dem ermittelten Gesamtgewicht kann aus einer Tabelle unter Berücksichtigung der Startbahnlänge, der aktuellen Außentemperatur, der Höhenlage des Flugplatzes, sowie geografischer Gegebenheiten die notwendige Abhebegeschwindigkeit entnommen werden.

### Was, wenn nach dem Abheben ein Triebwerk ausfällt?

Die Sicherheit von Flugzeugen ist so berechnet, dass mit nur einem Triebwerk immer noch sicher gelandet werden kann. Der Airbus A330-200 könnte beispielsweise mit nur einem Triebwerk theoretisch noch von Düsseldorf nach New York fliegen.

### Kann ich dem Piloten vertrauen?

Jeder Verkehrspilot, also ein Pilot, der Passagiere fliegt, muss zweimal im Jahr in einem Flugsimulator eine Prüfung ablegen.

Dabei werden bestimmte Manöver durchgeführt und der Pilot in alle möglichen und unmöglichen Situationen verwickelt, die in Wirklichkeit wahrscheinlich nie eintreten, aber theoretisch eintreten könnten.

Im Flugsimulator sieht es exakt aus, wie in einem richtigen Cockpit. Statt der Fenster gibt es naturalistische Bildprojektionen und die Kabine kann frei bewegt, also auch gerüttelt und geschüttelt werden. Das Phänomen ist das gleiche, das Sie bei den Übungen schon kennen gelernt haben. Der Pilot weiß zwar, dass es nur ein Simulator ist, aber das Gehirn macht keinen Unterschied. Wenn der Simulator ›abstürzt‹, dann löst das den gleichen Stress aus, wie in der Realität. Die Piloten werden bei der Prüfung vorsätzlich in Stress-Situationen gebracht, damit sie die Routine entwickeln, auch mit außergewöhnlichen Situationen gelassen und professionell umzugehen.

Einmal im Jahr wird jeder Pilot auch in der Realität überprüft. Dabei fliegt ein extra dafür ausgebildeter Flugkapitän im Cockpit mit, ähnlich wie ein Prüfer bei der Führerscheinprüfung. Außerdem wird jeder Pilot abhängig vom Lebensalter ein bis zwei Mal jährlich vom Fliegerarzt auf Herz und Nieren untersucht. Keine andere Berufsgruppe erhält eine so gründliche Vorsorgeuntersuchung.

### Wie sind die Flugbegleiter qualifiziert?

Flugbegleiter werden einmal jährlich in Theorie und Praxis überprüft und weitergeschult. Im theoretischen Teil wird Wissen überprüft und Neues vermittelt, im praktischen finden Übungen wie Feuerlöschen, Evakuierungen durchführen und Rettungsboote aufbauen statt. Außerdem müssen immer wieder erweiterte Kenntnisse in Erster Hilfe bewiesen werden. Schließlich kann es an Bord ja auch mal zu einer Geburt kommen oder ein Passagier erleidet einen Herzanfall. Flugbegleiter sind nicht (nur) fürs Kaffeeausschenken da.

Vor jedem Flug findet sich die gesamte Mannschaft zu einer Vorflugbesprechung (Briefing) zusammen. Dabei wird alles vermittelt, was für den bevorstehenden Flug relevant ist. Dabei werden auch entsprechende Kenntnisse von Notfallverfahren abgefragt.

### Wie kommt man im Notfall aus dem Flugzeug raus?

Bevor ein Flugzeug für die Personenbeförderung zugelassen wird, muss vom Flugzeugbauer nachgewiesen werden, dass eine vollständige Evakuierung das Passagierraums in neunzig Sekunden möglich ist. Bei der Überprüfung wird ein repräsentativer Querschnitt von Passagieren eingesetzt, also Kinder, Jugendliche, Erwachsene, ältere Leute und Gebrechliche.
Um diese extrem kurze Zeit zu ermöglichen, werden Rutschen verwendet. Das haben Sie vielleicht schon einmal im Fernsehen gesehen. Der Vorgang ist ganz unproblematisch. Es ist nicht Schlimmes dabei. Von der Rutsche geht keinerlei Gefährdung aus. Man rutsch einfach eine Rutsche hinunter, die bei einem großen Flugzeug eben eine große Rutsche ist. Die Evakuierung selbst ist technisch leicht zu beherrschen, Probleme können nur entstehen, wenn Passagiere in Panik geraten.

### Kann ich dem Flugzeug trauen?

Jede Maschine wird täglich überprüft. Wir nennen das den *Daily maintanance check*. Außerdem geht vor jedem Start und nach jeder Landung einer der Piloten einmal um das Flugzeug herum und überprüft das Äußere der Maschine.
Alle fünftausend Flugstunden erfolgt eine detailliere Inspektion der Flugzeugstruktur und ein gründlicher Test der Systeme (C-Check). Die Maschine bleibt dafür ein bis zwei Wochen im Hangar, denn um diese gründliche Überprüfung durchführen zu können, muss die Verkleidung teilweise abgenommen

werden. Die gesamte Überprüfung dauert etwa fünftausend Arbeitsstunden.

Etwa alle acht bis zehn Monate wird eine Grundüberholung durchgeführt (D-Check). Diese große Wartung erfordert dreißig- bis fünfzigtausend Arbeitsstunden und dauert etwa vier bis sechs Wochen. Danach ist das Flugzeug quasi neu.

## Was ist, wenn sich vor dem Start Mängel herausstellen?

Hier müssen wir zunächst unterscheiden, welchen Stellenwert der Mangel hat. Wenn die Beleuchtung an einem Sitzplatz nicht funktioniert, kann die Maschine natürlich trotzdem fliegen. Das gilt auch für weitere Systeme. Deshalb hat der Pilot eine Liste, aus der genau hervorgeht, was unverzichtbar ist, das ist die *Minimum Equipmentlist* (MEL). Bei Ausfall von Systemen entnimmt man dieser Liste, ob und unter welchen Voraussetzungen geflogen werden darf. Abgesehen davon sind für die Sicherheit besonders wichtige Systeme und Geräte doppelt und dreifach an Bord vorhanden.

## Wie ist das mit dem Luftdruck in der Kabine?

Da wir in zehntausend Metern Höhe nicht atmen können, wird der Druck in der Kabine so verdichtet, wie es etwa einer Höhe von zweitausendfünfhundert Metern entspricht. Der Kabinendruck ist also etwa so wie auf einem hohen Berg. Deswegen ist man auch müder als am Boden, die Haut trocknet aus und Alkohol wirkt schneller.

Sollte es zu einem plötzlichen oder langsamen Druckabfall kommen, so dass der Innendruck nicht mehr gewährleistet wäre, fallen die Sauerstoffmasken heraus. Davon sind reichlich vorhanden, auch für Babys, auch in den Toiletten und Küchen.

Die Piloten leiten sofort einen schnellen Sinkflug *(emergency decent)* ein, um das Flugzeug auf eine Höhe zu bringen, die ein Atmen ohne Sauerstoffmasken erlaubt. Das dauert je nach Reiseflughöhe maximal vier Minuten. Der Sauerstoff für die Passagiere reicht aber für etwa zwanzig Minuten.

**Können die Türen während des Fluges aufgehen?**

Nein, das ist völlig unmöglich. Der Unterschied zwischen Kabineninnen- und Außendruck entspricht einem Gewicht von zwei Tonnen. Stellen Sie sich vor, eine Tür zu öffnen, die zwei Tonnen wiegt.

**Gewitter und Blitze**

Ich höre manchmal Erzählungen wie: »Und dann sind wir durch das Gewitter geflogen.« Gewitter werden auf einem Wetterradar lokalisiert und umflogen. Im schlimmsten Fall kommt eine Maschine in die Nähe der Randgebiete. Ein Gewitter wird niemals durchflogen. Was als Durchfliegen beschrieben wird, ist ganz wörtlich meilenweit entfernt. Und sollte es beim Vorbeifliegen an einem Gewitter doch mal zu einem Blitzschlag kommen, wird Ihnen kein Haar gekrümmt, weil ein Flugzeug wie auch ein Auto ein Faradayscher Käfig ist.

**Warum gehen die Anschnallzeichen während des Fluges an, obwohl es gar nicht wackelt?**

Das ist eine reine Vorsichtsmaßnahme. Entweder ist ein Flugzeug voraus gerade durch Turbulenzen geflogen und warnt uns entsprechend vor, oder in der Wetterkarte, die Piloten vor jedem Flug aktuell erhalten, ist ein Turbulenzgebiet eingezeichnet, oder wir haben ein Turbulenzgebiet vor uns, in dessen Einfluss wir kommen können.

## Warum wird in einem solchen Fall der Service eingestellt (es wackelt immer noch nicht)?

Auch dies ist eine reine Vorsichtsmaßnahme. Es könnte gleich wackeln, also wird der Service unterbrochen oder gar nicht erst angefangen.

## Warum schnallen sich bei Turbulenzen sogar die Flugbegleiter an?

Ich kann mir vorstellen, was Sie denken: Wenn die sich jetzt auch schon anschnallen, dann muss es wirklich schlimm sein. Das Anschnallen dient aber dem Selbstschutz und ist vorgeschrieben. Durch Turbulenzen können sich erhebliche Fliehkräfte entwickeln, wodurch Verletzungsgefahr besteht.

## Turbulenzen

Durch unterschiedliche Erwärmung der Land- und Seemassen kommt es zu Luftbewegungen. Wenn Küstengebiete überflogen werden gibt es deshalb oft für wenige Minuten Turbulenzen. Auch wenn die Maschine durch Wolken hindurchfliegt, kann es durch die unterschiedliche Dichte von Luft und Wolken zu Turbulenzen kommen.
Dann gibt es noch die sogenannten Jetstreams, die über die ganze Erde verteilt sind. In ihrer Nähe treten Clear-Air-Turbulenzen (CAT) auf. Sie sind nicht auf dem Wetterradar auszumachen oder vorhersehbar. Deshalb kann ihnen auch nicht ausgewichen werden. Das Flugzeug kann mehrere Meter absacken, aber das stellt keine Gefährdung dar. Gefährlich ist das nur, wenn Sie nicht angeschnallt sind.
Alle diese aerodynamischen Vorgänge sind ein natürlicher Bestandteil des Fliegens, und selbstverständlich ist jedes Flugzeug so konstruiert, dass es damit umgehen kann. Wegen Tur-

bulenzen ist noch keine Maschine vom Himmel gefallen. Auch wenn das Flugzeug aus Stahl gebaut ist, geben die Tragflächen doch auch flexibel nach und halten so schwerste Turbulenzen aus. Die Flügel eines Airbus 330-200 zum Beispiel lassen sich rund acht Meter nach oben oder unten biegen. Das entspricht etwas der Höhe eines Einfamilienhauses.

### Luftlöcher

Luftlöcher, wie sie im Volksmund heißen, gibt es nicht. Deshalb gibt es in der Luft auch keine Löcher, in die ein Flugzeug hineinfallen kann. Luft verhält sich viel mehr wie Wasser, sie ist nur viel ›dünner‹. Wie in einem Fluss gibt es auch in der Luft Strömungslinien. Es gibt ruhige Abschnitte, aber auch Stromschnellen mit plötzlichen Abwärtsbewegungen. Diese Abwärtsbewegungen können so stark sein, dass es für einen kurzen Moment zur Schwerelosigkeit kommt. Und dieses Gefühl der Leere hat den Begriff Luftloch hervorgebracht. Bleiben Sie angeschnallt, und es kann Ihnen nichts passieren.

### Enteisung

Im Winter muss das Flugzeug vor dem Start enteist werden, weil ansetzendes Eis die Profilform der Flügel verändern würde, was ihren Auftrieb mindert. Das Enteisen dauert manchmal etwas länger. Während des Fluges können die Flügel durch heiße Luft eisfrei gehalten werden, die von den Triebwerken abgeleitet wird.

### Was sind das für Geräusche beim Landen?

Sie meinen vermutlich die Landeklappen, die ausgefahren werden. Da bei der Landung langsamer geflogen wird (als im Reiseflug), dienen die Landeklappen als Auftriebshilfe.

## Durchstarten

»Ich hatte Todesangst. Die Maschine war kurz davor aufzusetzen, da startet der Pilot durch. Ich dachte, dass ist das Ende.« So oder ähnlich höre ich es von meinen Klienten.
Das Durchstarten an sich ist ein normaler Vorgang, nicht anders als jeder andere Start. Ein plötzlicher Seitenwind, der das Landen behindert, kann der Grund sein. Oder ein zuvor gelandetes Flugzeug macht die Landebahn nicht schnell genug frei. Die Piloten sind dabei so beschäftigt, dass sie nicht sofort eine Ansage machen können. Sie müssen Checklisten lesen, mit dem Tower sprechen und so weiter. Dass sie nichts sagen, bedeutet also nicht, dass sie verzweifelt um ihr Leben kämpfen, sondern andere, wichtige Dinge sind zu erledigen.

## Beim Start ist es so laut und man wird so in den Sitz gepresst. Das macht mir Angst.

Wie ein Hochspringer seine Muskeln anspannt und ordentlich Anlauf nimmt, muss auch das Flugzeug beim Start seine ganze Kraft mobilisieren. Zum Abheben muss eine bestimmte Geschwindigkeit erreicht werden. Die Turbinen laufen also auf Höchstleistung und sind entsprechend laut.

## Beim letzten Flug ist der Pilot sehr hart gelandet. Muss der das noch üben? Hat man da einen Anfänger rangelassen?

Natürlich ist eine weiche, sanfte Landung schöner. Aber eben nur schöner und kein Sicherheitsaspekt. Manchmal muss der Pilot hart landen, etwa weil viel Seitenwind bei der Landung aufkommt. Es gibt auch sehr kurze Landebahnen, wo eine punktgenaue Landung am äußersten Anfang der Landebahn notwendig ist. Eine harte Landung ist nicht so bequem, aber keine schlechte Landung.

### Mir ist immer so komisch, wenn ich durch diese Brücke gehen muss.

Die Fluggastbrücke, im Fliegerjargon auch Finger genannt, ist unmittelbar ans Terminal angeschlossen. Dieser Anschluss ermöglicht ein schnelles Ein- und Aussteigen. Auf manchen Flughäfen ist der Finger klimatisiert, meist jedoch nicht. Deshalb kann es im Finger schon mal ein wenig stickig sein, gerade wenn den ganzen Tag die Sonne draufscheint oder alle Passagiere hineindrängeln, um möglichst als erstes im Flugzeug zu sein. Stellen Sie sich einfach vor, Sie stehen vor der Supermarktkasse in der Schlange an. Da ist auch genug Luft für alle da.

### Kann ich gefahrlos auf die Toilette gehen?

Wenn die Anschnallzeichen erloschen sind, können Sie selbstverständlich auf die Toilette gehen. Es ist übrigens nicht so wie in alten Zügen, dass da ein Loch im Boden ist und alles auf die Erde hinunterfällt. Unter den Toiletten sind große Tanks, die nach jedem Flug entleert werden. Es ist auch eine alte Mär, man könnte vom Toilettensitz angesogen werden.

### Warum wackelt es hinten mehr als vorne?

Die ruhigsten Plätze befinden sich im vorderen Teil der Kabine bis etwa in Höhe der Tragflächen. Wie bei einer Schaukel nimmt die Hubbewegung zu, je weiter man von der Querachse entfernt sitzt. Da die Querachse des Flugzeuges nicht genau in der Mitte liegt, sondern weiter vorne, ist es im hinteren Teil bei unruhigem Flug unangenehmer.

## Woher weiß der Pilot, wo er lang fliegen muss?

Wie beim Navigationssystem im Auto, werden auch die Positionen des Flugzeuges von Satelliten ermittelt. Zudem sind die Piloten jederzeit mit Bodenleitstellen verbunden, mit denen sie Funkkontakt halten. Diese Bodenleitstellen beobachten alle Flugbewegungen in ihrem Abschnitt und koordinieren die Flughöhen und -richtungen aller Maschinen.

## Wie fliegt so ein Flugzeug eigentlich?

Die Tragflächen sind so gewölbt, dass die Luft oberhalb der Tragfläche schneller strömt als darunter. Dadurch entsteht ein Unterdruck (Sog), der das Flugzeug nach oben zieht. Deshalb kann ein Flugzeug auch ohne Antrieb (Segelflieger) durch die Luft gleiten. Die Turbinen oder Propeller sorgen lediglich dafür, dass die Luft schneller strömt. Je schneller die Luft strömt, desto stärker ist der Auftrieb. So lässt sich das Flugzeug auf- und absteigend lenken.

## Was passiert, wenn Vögel ins Triebwerk fliegen?

Der sogenannte Vogelschlag kommt sehr selten vor. Oft bleibt er ohne direkte Folgen. Der Schub, den eine Düse erzeugt, ist von der Form der Rotorschaufeln abhängig. Werden durch Vogelschlag zu viele Lamellen zu heftig beschädigt, kann das Triebwerk ausfallen. Ein Flugzeug hat aber mindestens zwei Triebwerke und rein technisch könnte man mit dem verbleibenden gefahrlos weiterfliegen. Aus Sicherheitsgründen wird jedoch der nächste Flughafen angesteuert. Wie schon zuvor erwähnt, kann ein Flugzeug auch ganz ohne Antrieb je nach Flughöhe noch bis zu 200 km weit fliegen.

## *Kognitiver Fragebogen\**

Wenn ein negatives Gefühl wie Angst auftritt, können Sie sich die folgenden Fragen stellen. Es empfiehlt sich, die Antworten aufzuschreiben und nicht etwa nur im Kopf zu formulieren. Hier sind die Fragen mit möglichen Antworten versehen, um Ihnen einen Eindruck zu vermitteln, wie der ausgefüllte Fragebogen aussehen könnte.

1 In welcher Situation befinde ich mich?
*Es ist furchtbar eng hier im Flugzeug. Diese vielen Menschen. Ich bin völlig eingepfercht. Jetzt setzt sich auch noch einer neben mich.*

2 Welcher Gedanke geht mir dabei durch den Kopf? Welches Gefühl entwickelt sich daraus? Kann ich körperliche Symptome bei mir feststellen?
*Ich muss hier raus! Ich halte das nicht mehr aus! Ich bin unruhig, mein Puls rast. Schweiß bricht mir am ganzen Körper aus. Ich kriege langsam Panik. Dazu kommt, dass ich mich schäme. Hoffentlich bemerkt keiner meine Angst. Ich glaube, ich werde ohnmächtig.*

3 Ich konkretisiere meinen Gedanken: Was ist es eigentlich?
*Ich bekomme keine Luft mehr. Ich ersticke. Die anderen nehmen mir die Atemluft. Hier komme ich nicht mehr raus.*

4 Was ist der Beweis für meine Denkweise? Entspricht mein Gedanke der Realität oder gründet er auf Vermutungen oder Spekulationen?
*Beweis ist mein Panikgefühl und dass es mir körperlich schlecht geht. Auf der anderen Seite vermute ich nur, dass ich ersticke, dass kann aber nicht sein.*

\*inspiriert durch Judith S. Beck: Praxis der kognitiven Therapie. The Guilford Press 1995, Deutsche Erstausgabe Weinheim und Basel (Beltz PVU) 1999

5  Gibt es einen Gegenbeweis für meine Denkweise? Was könnte ich sofort tun?

   *Es ist genug Luft für alle da. Ich kann mich nicht erinnern, dass schon einmal jemand in einem Flugzeug erstickt ist. Ich sehe mich um. Die anderen Passagiere scheinen entspannt zu sein. Der neben mir liest. Auf der anderen Seite des Ganges schläft jemand. Ich drehe die Frischluftdüse auf, trinke einen Schluck Wasser aus meiner Flasche. Ich atme tief und regelmäßig ein und aus.*

6  War ich schon einmal in einer ähnlichen Situation? Welche war das?

   *Als ich neulich eine Untersuchung in der Röhre (MRT: Magnetresonanztomographie) machen lassen musste, war das auch so. Die Enge machte mir zu schaffen.*

7  Was habe ich in dieser Situation gedacht? Wie habe ich in dieser Situation gehandelt? Habe ich die Situation überlebt?

   *Ich habe gedacht: Ich kriege keine Luft mehr. Diese Enge hat sich wie ein Stein auf meine Brust gelegt. Ich habe versucht, ruhiger zu atmen, und mir gesagt, dass es bald vorbei ist und die Untersuchung gemacht werden muss. Das Untersuchungsergebnis war in Ordnung. Ich bin gesund. Ich habe es überlebt.*

8  Was ist das Schlimmste, was passieren kann? Werde ich das Schlimmste überleben?

   *Das Schlimmste, was passieren kann, ist, dass ich ohnmächtig werde. Na und, dann werde ich eben ohnmächtig. Hier sind viele Leute, die mir helfen werden. Und das Flugpersonal wird mir auch helfen. Auch eine Ohnmacht würde ich überleben. Auch wenn einer bemerken sollte, dass es mir schlecht geht, kann mir das auch gleich sein, diese Leute werde ich nie wiedersehen.*

9  Was ist das Beste, was passieren kann?

   *Dass ich mich überhaupt nicht mehr um die Enge kümmere. Ich unterhalte mich entspannt mit meinem Sitznachbarn und lasse mir gleich das Essen schmecken. Ich lese mein neues Buch.*

10 Was ist das Wahrscheinliche, was passieren kann?
*Ich beruhige mich, so gut es geht. Ich bin vielleicht noch ein wenig angespannt, aber langsam geht es mir wieder besser.*

11 Was passiert, wenn ich den Gedanken *(Frage 2)* glaube?
*Ich schließe alle Alternativen aus. Ich verfalle in Panik. Ich nehme nichts anderes mehr wahr.*

12 Was passiert, wenn ich mein Denken ändere? Kann ich feststellen, dass sich dann auch mein Gefühl ändert?
*Wenn ich mein Denken ändere, kann ich feststellen, dass die Angst geht und ich mehr die Tatsachen ins Auge fassen kann.*

13 Welche Erkenntnisse habe ich gewonnen?
*Unrealistische Gedanken bringen mich nicht weiter, lassen mich in Panik verfallen. Das ist nicht gut!*

## *Glossar*

**Abwehrmechanismus** Begriff aus der Psychologie, zum Beispiel Verschiebung: Nicht das auslösende Objekt (z. B. der Chef) wird kritisiert, sondern die Wut darüber entlädt sich zuhause an den Kindern. Regression: Rückschritt auf eine frühere Entwicklungsstufe mit Gefühlen und Verhaltensweisen wie in früher Kindheit. Verdrängung: Ein unerwünschter Gedanke oder ein unerwünschtes Gefühl darf nicht ins Bewusstsein dringen, wird weggeschoben. Verleugnung: Weigerung, eine unangenehme Wahrheit wahrzunehmen. Es kann nicht sein, was nicht sein darf.

**Adrenalin** Hormon des Nebennierenmarks

**Agoraphobie** Agora, griech.: der Marktplatz; Umgangssprachlich: Platzangst. Angst, große Plätze zu überqueren, auch Angst vor Menschenmengen. Die meisten Menschen meinen mit Platzangst allerdings die Angst vor engen Räumen (Klaustrophobie.

**Behaviorismus**  Behavio(u)r, engl.: Benehmen, Verhalten. Amerikanische, sozialpsychologische Betrachtungsweise, die den Zusammenhang von seelischen Zuständen und dem daraus folgenden Verhalten untersucht.

**Hyperventilation**  übermäßige Atmung

**Kognitiv**  die Erkenntnis betreffend; zum Beispiel einen Gegenstand wahrnehmen und seine Funktion erkennen.

**Konditionierung**  willkürliche Assoziation einer Reizreaktion mit einem Auslöser

**Klaustrophobie**  Angst vor geschlossenen Räumen, auch Enge.

**Neurose, neurotisches Verhalten**  Ein in der Kindheit nicht gelöster, innerer Konflikt lebt in einer entsprechenden Situationen im Erwachsenenalter wieder auf.

**Visualisierung**  sich eine Vorstellung im Geist machen; sich etwas ausmalen.

*Mein Dank gilt allen, die mich bei der Entstehung dieses Buchs unterstützt haben.*

## Always happy landings

www.flugangst-nrw.de *oder* www.flugangst-duesseldorf.de

## Buchempfehlungen

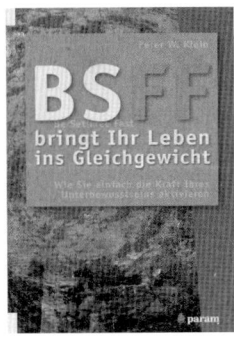

Peter W. Klein
**BSFF bringt Ihr Leben ins Gleichgewicht**
*Wie Sie einfach die Kraft Ihres Unterbewusstseins aktivieren*

160 Seiten, Festeinband
ISBN 978-3-88755-260-2

Scott Ski
**Bewegend**
*unglaublich wahre Geschichten*

144 Seiten
ISBN 978-3-88755-270-1

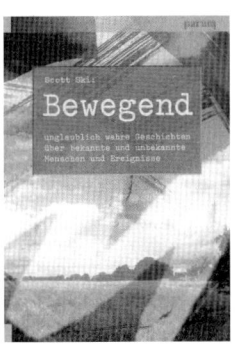

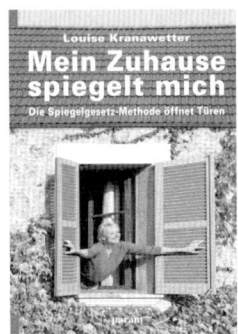

Louise Kranawetter
**Mein Zuhause spiegelt mich**
*Die Spiegelgesetz-Methode öffnet Türen*

144 Seiten, Festeinband
ISBN 978-3-88755-316-6

Michaela Bartosch
**Burnout passé mit EFT**
*Wie Sie bei Erschöpfungszuständen mit EFT-Klopfen wieder aufblühen*

168 Seiten
ISBN 978-3-88755-261-9

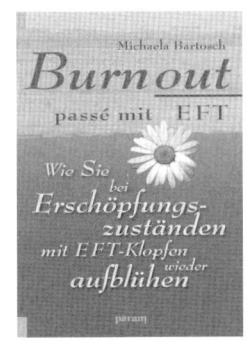

ausführliche Informationen zu allen Titeln: www.param-verlag.de